心理急救力

急救力

心理

「推开心理咨询室的门」编写组 编著

U0305516

中国纺织出版社有限公司

内 容 提 要

随着社会的发展，现代生活、工作节奏的加快，人们面临的心理压力越来越大。每个人都有不同程度的心理问题，面对焦虑、紧张、忧郁、悲伤、沮丧、挫败感这些日常心理问题，心病还须心药医，我们可以自学一些急救方法，做自己的心理医生。

本书是一本心理疾病的知识普及手册，帮助我们准确地认识自身心理问题，并且提供了有效的心理援助方法，使我们可以及时从心理疾病中解脱出来，进而以轻松愉悦的心情，重新面对美好人生。

图书在版编目（CIP）数据

心理急救力 / "推开心理咨询室的门"编写组编著. --北京：中国纺织出版社有限公司，2024.6
ISBN 978-7-5229-1584-5

Ⅰ. ①心… Ⅱ. ①推… Ⅲ. ①心理干预—通俗读物 Ⅳ. ①R493-49

中国国家版本馆CIP数据核字（2024）第067493号

责任编辑：林 启　　责任校对：高 涵　　责任印制：储志伟

中国纺织出版社有限公司出版发行
地址：北京市朝阳区百子湾东里A407号楼　邮政编码：100124
销售电话：010—67004422　传真：010—87155801
http://www.c-textilep.com
中国纺织出版社天猫旗舰店
官方微博 http://weibo.com/2119887771
天津千鹤文化传播有限公司印刷　各地新华书店经销
2024年6月第1版第1次印刷
开本：880×1230　1/32　印张：7
字数：120千字　定价：49.80元

有人说，在尘世中行走久了，我们的心难免会染上尘埃，甚至产生心理健康问题，为此，我们迫切需要给自己的心灵进行一次洗礼和疗愈。事实上，人们追求心灵的自在如此迫切，并不在于人们所面对的压力有多么大，而在于人们的心理健康和身体健康已经出现了诸多问题。通常情况下，人们对健康的标准仅仅局限于生理健康，并未将心理健康纳入标准之中。当压力袭来，内心备感失落、焦虑、沮丧、压抑，这就是健康心理趋于消极的开端。如何保证身体和心理的健康？

不得不说，每个人都有不同程度的心理健康问题，完全没有心理问题的人是不存在的。有人说："人类进入了情绪负重年代。"有研究机构发布数据显示我国成人抑郁风险检出率为10.6%，焦虑风险检出率为15.8%，这揭示了当前人们的心理健康存在不良状况，正是由于心理的亚健康状态没有得到及时矫正、疏导，才产生种种不良行为，甚至严重后果。

我们所求一生，不过健康、平安和快乐，然而各种各样的心理问题开始侵袭我们的心灵，成为我们幸福生活的隐形杀手。有问题不可怕，可怕的是不去正视和解决问题，这才会真正让我们的心理健康防线彻底坍塌。庆幸的是，人们也逐渐意识到应该找寻一条洗涤自己心灵的道路，它能让我们远离浮躁、遏制欲望、豁达为人、抵制诱惑、戒掉抱怨、笑对逆境，能让我们的心在繁琐的生活之外找到一个依托，能让我们更好地工作，更好地生活，更好地提高自己、修炼自己。

近几年来，心理医生的职业逐渐为人所知，这说明人们越来越受到心理问题的困扰，每个人都在通过自己的方式，寻找一些能够帮助自己解决心灵困惑、能够让心灵放松、让生活愉快自在的方法。然而这并非长远之计。解铃还须系铃人，心病还须心药医。我们的心灵和我们的身体一样，天生具有自救和自愈能力，而这需要我们运用自身的力量，通过学习积极的心理急救方法，从身体、精神和心灵上改善自己的境况，找到人生幸福的终极方法。

那么，我们从何学习呢？《心理急救力》就是这样一本心理问题急救指南，更是一本快乐生活的实用工具书。通过阅读此书，你可以自我诊断存在的心理疾病及其诱发原因，更可有的放矢，对症下药，给内心一次正能量疗愈，修复身心、重塑自我，让自己得到脱胎换骨的变化，享受和谐、安宁、快乐的幸福生活！

编著者

2023年12月

3

第 3 章
战胜失眠：
踏实入睡，人生哪有那么多烦恼

4

第 4 章
烦恼皆自找，
消除孤独和忧虑才能快乐幸福

5

第 5 章

轻松减压，
调适自己的心态和节奏

6

第 6 章

学习一些心理急救术，
保持身心健康的必备方法

7

第 7 章
挣脱抑郁，
从这场"精神感冒"中重生

8

第 8 章
战胜恐惧，
你只需要打败胆小怯懦的自己

9

第 9 章
淡化焦虑，
排解紧张才能放松心情

10

第 10 章
摆脱自卑，
不完美本就是人生的常态

11

第 11 章
战胜拖延：
拖延心理只会导致一事无成

第1章

自我检测和分析，了解你的心理是否健康

现代社会，随着生活压力的逐步加大，和人们的身体一样，不少人的心理也出现一些健康问题，甚至产生心理疾病。在这种形势下，我们不得不对个人的心理状况愈加重视。很多人都会问：怎么才能知晓是否存在心理问题？其实，我们可以了解心理健康的标准，并进行自我检测，这是为自己的人生负责，也为了能让自己过得更加幸福美满，所以无论何时何地，我们都要为自己的心理健康打开一扇窗！

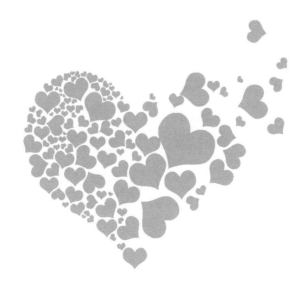

心理健康问题的层次划分

生活中，我们常常提到这样一个名词——心理健康，近年来，随着人类对健康问题的关注，人们对心理健康也逐渐有了一定的认识和见解，那么大家对心理健康认识有多少呢？什么样的心理是健康的，什么样的心理是不健康的，你是否了解？下面就为大家介绍几种心理健康问题的类型：

1.心理烦恼

心理烦恼是指被重大或者持久的心理因素刺激，或伴有不良教育及文化背景，导致出现暂时的情绪烦恼，不过庆幸的是，其本人能识别出烦恼并作出相应的调节，身边的人可能没有发现或者发现后能完全理解并提供有效帮助。

一般来说，只是有心理烦恼的人不会影响他人，也不影响其自身功能，也不会持续影响社会功能，包括日常生活中各种超出正常的情绪烦恼如天灾人祸、生离死别等，如果没有刺激性社会因素，就不会出现情绪烦恼。这种明显由社会因素引起的心理烦恼治疗效果好，损害完全可逆，一般能自行缓解。

然而，如果本人不能进行调节的话，久而久之，就有可能形成心理问题，而此时，就需要寻求专业人士的帮助。这种心理烦恼一般不使用药物治疗，即使需要也是短期的，当然如果当事人有良好的社会支持系统，不一定需要专业帮助。

2.心理问题

心理问题是指在不良教育或者文化背景影响下，当事人已经有了一定的个性心理偏差，在某一段时间内被某个特定的因素引发，出现暂时或局部的情绪问题，自己可以识别但是难以摆脱，必须需要旁人或者心理医生调节，身边人也许能发现，但是发现后只能理解部分，正常人如果处于相同的环境不会出现类似的问题。

如果没有刺激性社会因素，也许不会马上出现心理问题，但以后仍然可能出现，在局部轻度影响社会功能，不影响他人，中枢神经系统或许存在功能性异常，治疗效果较好，损害是可逆的，一般在半年以内缓解，也有可能长期遗留少许症状，这种类型是心理治疗的主要选择，如果配合药物治疗也是辅助手段。

3.心理障碍

心理障碍是指有明显的个性偏差，伴随一些轻度的心理刺激因素，出现持久的、较大范围的情绪障碍，自己可以识别但是无法摆脱，因此要主动求助专业人士，因为普通人无法对其提供帮助，周围的人虽然发现了其行为的异常，但是并不能理解。

如果没有刺激性社会因素，当事人也会出现情绪烦恼，可能会影响自己的社会功能，一般不影响其他人，有中枢神经系统神经递质障碍，治疗效果尚可，部分损害有可能不可逆，但是程度较轻，这种类型可以叫神经症，药物治疗和心理治疗同样重要。

4.心理疾病

心理疾病是指有明显的生物学因素，出现认知、情感和意志行为等心理过程的障碍，精神活动和环境不协调，影响严重、广泛而持久，一般病人自己无法识别和调节，也拒绝治疗，严重影响社会功能，并且会影响他人。普通人可以很容易地识别这种异常，但是非专业的帮助可能无效甚至有害。

社会学、心理学因素不是其主要原因，心理疾病和遗传变异、神经生化以及脑结构异常等关系密切。在社会干预治疗下效果尚可，损害基本上是不可逆的，需要长期治疗和社会监护，药物治疗是主要的，心理治疗和社会支持在康复期是有效的，这种类型一般叫作精神病。

上述就是对心理健康问题的分类，相信能加深你对心理健康认识的深度。当然，这只是初步分类，要对心理健康问题进行更全面深刻的了解，还需要寻求其他途径的帮助。

防治心理健康问题，远离隐形杀手

在现代社会，我们每个人，不仅需要生活的安全感，更需要生活的幸福感。在有安全感的前提下，如何幸福健康地生活，实现和谐人生，不仅是现代人关心的，更是我们每个人心中都渴望的。因此，关注人类的幸福感，引导人们拭净心灵之窗，远离隐形杀手是每个人追求的目标，也是整个社会的共识。

现代医学研究显示：心理和社会因素是决定人的身体是否健康的重要因素。有心理研究表明，那些家庭幸福、婚姻美满、人际关系和谐的人，其身体患病的概率明显低于那些内心孤独、缺少幸福感的人。

人类许多生理疾病与生活方式、行为方式有关，而生活方式和行为方式与心理因素密切相关，有时心理因素甚至起主导作用。癌症现在仍是我国城市居民死亡原因之首，因此预防癌症也应关注心理、行为、环境、遗传等诸多方面的影响。

人的免疫功能与人的性格有很大的关系，而人的性格是具有可塑性的，与人的生活环境、家庭和社会背景、文化因素、教育环境以及社会环境密切相关，心理专家建议，培养一个人的良好性格应从小开始。

那些热情、开朗且乐于助人的人，他们一般人际关系更和谐，易得到别人的帮助和理解，在遇到一些心理应激反应时也能有较强的耐挫性，从而使自己的免疫功能不受伤害。事实上，出于各种原因，我们每个人都会遇到挫折、困难，对此，我们要有科学的世界观、正确的人生观及辩证的思维方法，才能适应客观现实，减轻心理压力，提高免疫力。

国外有调查报告，内向型的癌症患病率是外向型的3~5倍，可见，随时保持一个好的心情有助于提高身体免疫力，有助于防病防癌。我们要想有个好的心情，就要对外界事物有积极乐观的理解，好的情绪状态使大脑及下丘脑等神经系统通过激素、神经肽、神经递质等信息分子，作用于内分泌、旁分泌、神经分泌、自分泌等，影响免疫细胞，使其增强免疫功能，这对防病防癌非常有利。

另外，从心理角度看，我们也有必要学会自我调节，因为心理健康问题乃至心理疾病危害多多：

1.伤及自己

有心理问题乃至心理疾病的人可能会选择自残、自杀的方式伤害自己，而自杀是危害最大的自伤方式。临床调查显示，自杀率最高的精神心理疾病是抑郁症，其自杀率为一般人的25~50倍；其次是精神分裂症，死亡的精神分裂患者约占总人数的13%。

2.祸及他人

当精神心理疾病患者出现危险行为攻击他人时，被攻击者在毫无防备的情况下，往往会造成身体或心理上不同程度的伤害，而被攻击者往往是患者周围的人。

3.殃及家庭

精神心理疾病不仅因病态行为可能给家人造成身体乃至生命上的伤害，还会造成家庭经济状况及家人生活质量的下降、精神负担加重等情况，尤其对未成年人的心理发育有极大的负面影响。

4.危及社会

有的精神心理疾病患者难以走出心理误区，偏执记恨政府、社会，有的甚至采取过激行为，给社会造成不良影响。

的确，社会的发展使人们工作压力增大，激烈的竞争、生活节奏的加快是现代都市人们的生活特征，心情不好要找适当的方式进行宣泄，工作累了就停下脚步歇一歇，朋友相聚进行沟通交流让紧张的大脑放松。这样，你的心里会充满阳光，每天会有一个好心情。

单纯消灭心理症状并不是明智之举

在很多方面，现代心理学与传统心理学持有不同的观点。就心理问题的治疗而言，传统心理学认为，心理咨询和治疗的目标就是将对方的心理问题消灭，然而，结果是很多传统心理学家不曾预料到的：就好比拆东墙补西墙，暴风雨后即将泄洪的水库，你堵住了左边出口，右边出口又漏水，很快，上面也决堤了，结果是越堵问题越大。比如某个赌徒，通过心理医生的治疗，他好赌的问题解决了，但时间还没过去多久，他又开始抽烟成瘾，也许他又去寻求医生的帮助，他的烟瘾也戒除了，但又没过多久，他很可能会暴饮暴食。于是，问题在不断解决，新问题也在不断产生，这大概就是现实生活中人们常说的"治标不治本"。

下面我们来更详细地谈谈其心理原理。

我们都知道，人在产生某种负面情绪的时候，通常都会找到宣泄的方式，比如一个人在愤怒的情况下，可能会摔东西、骂人甚至是打人，也可能会求助自己最信任的人，方法很多，不管是哪种方式，他总是在表达自己的愤怒。

同样，当一个人内心缺乏安全感或者缺爱的时候，他们也会有所表现，比如，总是检查门是否锁好的患者，女孩因为胖被嫌弃而疯狂减肥等，只是他们的表达方式已经超出了常态，这在心理学上被称为心理症状或者症状性表达。

如果一个人受了委屈，却因为某种原因，我们告诉他不准哭，不许闹，更不许对别人发泄情绪，那么，在无法表达的情况下，更严重的心理问题就产生了。到这里，我们就可以下结论：试图单纯地减少表达，消灭某些心理症状，不是明智之举。

可能你会产生疑问，既然消除心理症状不明智，那为何不直接将心理问题从根本上消除呢？这样就能"治标也治本"了，乍一听，这句话十分有道理，但这句话是完全建立在消除人类各种需要的基础上的，可以说是滑稽的。我们都知道，人都有各种需要，有些是必需的，有些则是非必需的。比如，对生存的需要，我们都要吃饭穿衣，对爱的需要等，这些可以彻底消除吗？也许是可以的，但你的人生就不会完整了，你就会变得像机器人一样没有感情和情绪，你的人生也会失去色彩。

可见，面对各种心理问题，我们不仅要看到其心理症状，更要看到其症状背后所要表达的需要。很多时候，我们完全不必煞费周章地处理心理问题的根源，只需要认同并扩大其表达的方式，将其内在动力或能量，引导到建设美好未来这个方向上来。

可见，在心理自愈这一方面，你应扩充自己的表达方式，这样，你的身心会更健康，你的生活也会更添色彩。

心理疾病有哪些分类

心理疾病是很普遍的，只不过存在着程度上的差异，而且现代文明的发展使人类愈发脱离其自然属性，污染、生活快节奏、紧张、信息量空前巨大、社会关系复杂、作息方式变化、消费观念差异、在公平的理念下不公平的事实拉大、溺爱等，都使心理疾病逐渐增多并恶化。心理疾病种类很多，表现各异，而且有可能出现更多以前都没有注意到的，或已经合理化（不认为是心理疾病）的行为。随着时代变化新发现的心理疾病也不少。

心理疾病学术上大致可分为以下几类：

根据严重程度将心理疾病划分为：感觉障碍、知觉障碍、注意障碍、记忆障碍、思维障碍、情感障碍、意志障碍、行为障碍、意识障碍、智力障碍、人格障碍等。

针对患者的年龄阶段划分为：

1.儿童常见心理疾病

多动症、孤独症、夜尿症、习惯性尿裤、儿童遗便症、精神发育迟滞、口吃、偏食、异食癖、言语技能发育障碍、学习技能发育障碍、儿童抽动症、拔毛癖、儿童退缩行为、婴儿痴呆、雷特综合征、品行障碍、儿童选择性缄默，以及一些具有儿童特点的儿童性别偏差（包括儿童异装癖）、儿童精神分裂症、儿童恐怖症、儿童情绪障碍（如焦虑症、抑郁症）等。

2.青少年常见心理疾病

青少年常见的心理障碍：网络综合征、学习逃避症、癔病、强迫性神经症、师生恋（单相思）、考试综合征、严格管束引发的反抗性焦虑症、恐怖症、恋爱挫折综合征等。

3.成年人常见心理问题

工作适应：过度成就压力、物质金钱关系不当（如暴富后的空虚症、吝啬癖等）。

性心理疾病：自恋癖、恋物癖、阳痿、早泄、过度手淫、露阴癖、窥阴癖、窥淫癖、异装癖、性厌恶等。

针对中老年的疾病：更年期综合征、痴呆、阿尔茨海默病、更年期精神病、老年期谵妄、离退休综合征。

职业性心理疾病：教师的精神障碍、单调作业产生的心理障碍、噪音和心理疾病、夜班和心理问题、高温作业的神经心理影响。

除此之外，可按照疾病的性质和发生原因划分：

不良习惯及嗜好：偷窃癖、纵火狂、神经性呕吐、物质依赖、洁癖。

神经症：神经衰弱、焦虑症、疑病性神经症（疑病症）、癔病（癔症）、强迫性神经症、恐怖性神经症、抑郁性神经症。

4.生理心理疾病

躯体形式障碍：经前综合征、胃肠神经症、躯体化障碍、疑病性神经症（疑病症）、心脏神经症、肥胖症、神经性厌食症。

脑器质性精神障碍：阿尔茨海默病、急性脑血管病所致精神障碍、多发梗死性痴呆、皮质下血管病所致精神障碍、皮质和皮质下混合性血管病所致精神障碍、亨廷顿病所致精神障碍、肝豆状核变性（威尔逊氏病）所致精神障碍、麻痹性痴呆（大脑神经梅毒所致精神障碍）病毒性脑炎所致精神障碍、脑囊虫病所致精神障碍、颅脑损伤所致精神障碍、颅内肿瘤所致精神障碍、癫痫性精神障碍。

症状性（器质性）精神病：生理疾病和心理的关系、传染病和心理疾病、药物引起的精神障碍、酒精中毒、中毒性精神障碍、肝脑综合征、肺脑综合征、尿毒症所致精神障碍、甲状旁腺功能减退所致精神障碍、甲状腺功能亢进所致精神障碍、营养代谢疾病所致精神障碍、风湿性感染所致精神障碍、伤寒所致精神障碍、系统性红斑狼疮所致精神障碍。

5.心理生理障碍

心因性心理（精神）障碍：适应性障碍、反应性精神病、感应性精神病、气功所致精神障碍（气功偏差）、恐缩症（缩阴症）、迷信引起的精神障碍、忧郁症、病态怀旧心理。

的确，随着社会发展和生活节奏的加快，人们的心理压力和心理不良状态会越来越突出，我们每个人都要学会心理自愈术，轻松地生活并面对现实，当然，在自我调节无果的情况下，最好还是寻求心理医生的帮助。

走出心理牢笼，保持心理健康

我们都知道，人的心灵也和身体一样，拥有一定的承受负荷的能力，一旦超过了承受能力，就会造成心灵的创伤。此时，人的心理状态和精神面貌都会受到消极的影响，在我们的生活中，这样的情况随处可见。

美国心理学家协会的专家经过研究和分析后得出结论，人们可以通过自我心理治疗的方法来清除心理阴影。

我们来看看陈娟女士的故事。

陈娟今年36岁了，还带着一个5岁的儿子天天。一年前，儿子4岁的时候，她和老公离了婚。离婚之后，陈娟的心情特别差，如果不是为了儿子，她甚至一度想自杀。当初，陈娟之所以和老公离婚，是因为老公在外面有了第三者。因此，陈娟对这件事情久久不能释怀，即使离婚之后，只要想起这件事情，她就想歇斯底里地发作一番。的确，对于任何女人而言，都很难容忍自己的老公出轨。为此，陈娟变得越来越抑郁、暴躁。离婚一年多之后，曾经有很多人给陈娟介绍过对象，但是，陈娟觉得自己离婚了，还带着个孩子，根本不可能找到真心爱自己的人。就像当初，她和老公也是自由恋爱的，感情非常好，但是现在却以这种结局收场。所以，陈娟对婚姻失去了信心，也对自己失去了信心。她一个人带着孩子艰难地生活着，每到夜深人静的时候，想起往事，陈娟总是心如刀绞。

转眼之间，又过了两年。一个偶然的机会，陈娟认识了吴凯。吴凯比陈娟小两岁，一直单身。吴凯很喜欢天天，每到周末的时候，就会主动要求带天天出去玩。和妈妈在一起生活久了，天天刚开始的时候很胆小，但是自从和吴凯出去玩之后，变得越来越开朗自信。其实，陈娟知道吴凯的心思，不过，陈娟还是很害怕，她不相信吴凯是真心接受天天的，更不相信吴凯是真心喜欢自己的。即使是真心的，她也不相信吴凯这是考虑成熟的决定，而认为吴凯所做的一切只是一时冲动。虽然陈娟表面上很平静，但是内心却很痛苦，她一直在挣扎，不知道自己到底是否应该接受吴凯。后来，陈娟开始阅读一些心理学书籍，逐渐找到心理自愈的方法。

一次，忙碌之余，她按照书上介绍的方法开始进行自我暗示："你想象一下，在某个周末的下午，阳光很温暖，吴凯带着你和天天，开车来到野外，你的身后是一片草地，你们在草地上玩耍、嬉戏，吴凯为你和天天拍照……"想到这里，陈娟的嘴角流露出一丝微笑。

陈娟明白，自己内心是喜欢吴凯的。

后来，陈娟将自己的经历告诉了闺密刘阳，刘阳对她说："我想，你应该承认，你对吴凯是有好感的是吗？"陈娟不好意思地点了点头。

刘阳继续说："其实，你的心结在于你不相信有人会真的爱上一个离婚而且还带着孩子的女人。"陈娟又沉默地点了点头。

"你应该对自己有信心。即使你离婚了，带着孩子，还遭遇过一个男人的背叛，但是这并不意味着你不能开始一段新的感情，也并不意味着世界上没有地久天长的爱情。实际上，不是别人接受不了你，而是你自己没有接受自己，你自己太介意离婚的经历了，所以你才会觉得每个人都介意。而真相是，爱情是这个世界上最神奇的东西，很多时候，真爱能够摒弃一切世俗的观念。你要相信，如果一个人爱你，他爱的就是现在的你，虽然离过婚，还做了母亲，但是你有小姑娘所没有的成熟，而且历经沧桑之后，你必然更懂感情。只要你自己从心底里接受了自己，你就不会再感到犹豫和纠结了。"听了刘阳的疏导，陈娟解开了心结，决定重新面对生活和爱情，也决定和吴凯正式地相处一段时间。让她想不到的是，她刚刚从心底里放下了自己之前的经历，就感到非常轻松。和吴凯在一起，她找到了初恋的感觉。

正如故事中陈娟的闺蜜刘阳所说的那样，很多时候，自己是最大的障碍。故事中的陈娟，之所以那么痛苦和纠结，就是因为没有接受自己过往的经历，并且因此而耿耿于怀。在进行了自我调节后，她解开了心结。

其实，很多时候，一个人不能以正确的心态去面对生活，不能心平气和，是因为他们存在某种心理阴影。荣格曾经问过，你到底是想做一个完整的人，还是想做一个好人？无疑，在这个世界上根本就没有十全十美的人，因此，每个人身上都有连自己都不愿意触碰的阴暗面，不仅亲人朋友不愿意接受，连我们自己也不想面对。那么，我们该如何挖掘并且赶走这些心理阴影？

心理学家的建议是，我们每个人都可以当自己的心理医生，运用心理急救法，能使人处于完全放松的状态，能让人卸下伪装、袒露自己的心声，也能正视自己的心理阴影，从而逐渐摆脱和克服它。

世界卫生组织关于心理健康的十大标准

新的医学研究表明，人体健康与患病之间还存在着一个过渡的中间状态，即第三状态——亚健康状态。据此可得知，身体健康但精神却存在问题，并非真正的健康，只有身心健康才是真正的健康。

为此，生活中，我们也常常提到一个名词——心理健康。心理健康又称心理卫生，包括两方面含义：①指心理健康状态，身体处于该种状态时自我情况良好而且与社会契合和谐；②指维持心理健康、减少问题和精神疾病的原则和措施。心理健康还有狭义和广义之分：狭义的心理健康主要目的在于预防心理障碍或行为问题；广义的心理健康则促进人们心理调节、发挥更大效能，目标是使人们生活环境健康，保持并提高心理健康水平，从而更好地适应社会生活，更有效地为社会和人类作出贡献。

那么，怎样衡量一个人是否心理健康，世界卫生组织定出了心理健康的10条标准：

（1）充足的安全感。

（2）了解自己，相信自己，正确认可自己的能力和作品等。

（3）接触外界，不孤僻。

（4）生活目标切合实际。

（5）保持个性完整、和谐。

（6）有一定的学习能力。

（7）具备良好、和谐的社会人际关系。

（8）有一定的表达自我情绪的能力。

（9）有限度地发挥自己的才能与兴趣爱好。

（10）在不违背社会道德规范的情况下，个人的基本需要得到一定程度的满足。

这10条标准，具体地阐述了心理健康的定义。如果你认为自己符合以上10条标准，那么，你就是个心理健康的人；相反，如果大部分或者几乎无法达到这些标准，可能你的心理已经处于亚健康状态或者已经产生心理疾病了。

精神分析学创始人、著名心理学家弗洛伊德曾说过这样一句话："人们所有的心理疾病其实全部来源于被压抑的本能欲望或者错误转换在潜意识中形成的一种错误的暗示。"也就是说，心理疾病与患者自身的心理状态有关系，要驱除患者内心错误的暗示，最有效的办法之一就是患者自身进行暗示和调节，也就是心理自愈。

的确，现今社会，我们每个人都面临着各种各样的压力，有些压力虽然看不到，摸不着，但却真实地存在于我们的周围。如何在家庭责任、工作及人际关系的压力中做个"走钢丝的能手"，在家庭和事业间掌控平衡、在职场自在地游弋，是现代人的必修之课。面对来自各方面的压力，我们一定要懂得自我调节，比如，当遇到不如意的事情时，可以通过运动、看小说、听音乐、看电影、看电视、找朋友倾诉等方式来宣泄自己不愉快的情绪，也可以在适当的场合大声喊叫或者痛哭一场。而对于一些不会调节身心的人来说，他们很可能会因为压力过大而引起一些身体或者心灵上的疾病，比如头疼、高血压、胃溃疡、腹泻、关节炎、心脏病，更严重的是还有可能引发癌症，而心理疾病有抑郁症、焦虑症、失眠等。

当然，这些心理障碍或者疾病未必都是心理压力引起的，但如果我们不懂得心理调节和自愈，就会加速这些心理问题的恶化。为此，心理医生建议，自我引导能放松身心，以此来缓解心理问题，进而让我们清扫心理垃圾，以全新的面貌面对生活。

第2章

虚怀若谷，自负只能给自己的人生设限

俗话说"金无足赤，人无完人"，无论是谁，都有优点、长处，也都有缺点、短处，只有虚心向别人学习，才能有所进步，而同时，虚心请教还能让我们赢得良好的人际关系。因此，在社会各种大潮的冲击下，你也需要保持清醒的头脑。不要丧失自己做人的原则。在成就面前，不要利令智昏，让虚荣心钻了空子。你需要记住的是，天外有天，人外有人，有时候，不经意间，你会发现，你需要学习的还有很多。

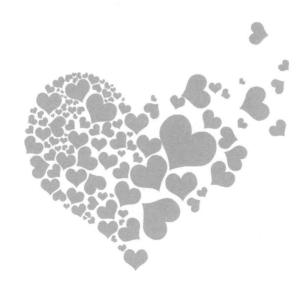

深度剖析自我，了解自己的能力界限

我们每个人自出生起，都在不断认识世界、接受外在世界赠与我们的一切，我们学会了很多，包括科学文化知识、审美、与人相处等，但在这个过程中，我们却很少认识自己。实际上，我们也总是在逃避认识自己，甚至盲目自负，当然，认识自己，就意味着我们必须要接受自己"魔鬼"的一面，这个过程对于我们来说是痛苦的，但如果我们想实现自己的需求、成为更优秀的自己，就必须要认识自己，就像剥洋葱一样，寻找到最本真的自我。

有人说"成功时认识自己，失败时认识朋友"固然有一定的道理，但归根结底，我们认识的都是自己。无论是成功还是失败时，都应坚持辩证的观点，不忽视长处和优点，也要认清短处与不足。同时，自我反省、认清自己还能帮助我们做回自我，只有这样，才能获得重生。

成功学专家罗宾曾经在《唤醒心中的巨人》一书中非常诚恳地说过："每个人都是天才，他们身上都有着与众不同的才能，这一才能就如同一位熟睡的巨人，等待我们去为他敲响沉睡的钟声……上天也是公平的，不会亏待任何一个人，他给我们每个人以无穷的机会去充分发挥所长……这一个才能，只要我们能支取，并加以利用，就能改变自己的人生，只要下决心改变，那么，长久以来的美梦便可以实现。"

尺有所短，寸有所长。一个人也是这样，你这方面弱一些，在其他方面可能就强一些，这本是情理之中的事情，找到自己的优势和承认自己的不足一样，都是一种智慧。其实每个人都有自己的可取之处。比如说你也许不如同事长得漂亮，但你却有一双灵巧的手，能做出各种可爱的小工艺品；比如说你现在的工资可能没有大学同学的工资高，不过你的发展前途比他的好，等等。

所以，一个人在这个世界上，最重要的不是认清他人，而是先看清自己，了解自己的优点与缺点、长处与不足等。搞清楚这一点，就是充分认识到自己的优势与劣势，容易在实践中发挥比较优势，否则，无法发现自己的不足，就会使你沿着一条错误的道路越走越远，而你的长处，却被你搁浅，你的能力与优势也就受到限制，甚至使自己的劣势更加劣势，使自己处于不利的地位。所以，从某种意义上说，是否认清自己的优势，是一个人能否取得成功的关键。

当然，要想发展自身的优势，首先要做到对自我价值的肯定，这有助于我们在工作中保持一种正面的积极态度，进而转换成积极的行动，无疑是一项超强的利器。马克思说："自暴自弃，这是一条永远腐蚀和啃噬着心灵的毒蛇，它吸走心灵的新鲜血液，并在其中注入厌世和绝望的毒汁。"积极乐观的女孩永远是最可爱、最美丽的。为此，你需要做到的是：

1.发现你的优势

你首先要明确自己的能力大小，给自己打打分，通过对自己的分析深入了解自身，从而找到自身的能力与潜力所在：

（1）我因什么而自豪？

通过对最自豪的事情的分析，你可以发现自身的优势，找到令自己自豪的品质，譬如坚强、果断、智慧超群，从而挖掘出我们继续努力的动力之源。

（2）我学习了什么？

你要反复问自己：我有多少科学文化知识和社会实践知识？只有这样，才能明确自己已有的知识储备。

（3）我曾经做过什么？

经历是个人最宝贵的财富，往往从侧面可以反映出一个人的素质、潜力状况。

2.挖掘出自己的不足

（1）性格弱点。

人无法避免与生俱来的弱点，必须正视，并尽量减少对自己的影响。比如，如果你独立性太强，可能在与人合作的时候，就会缺乏默契，对此，你要尽量克服。

（2）经验与经历中所欠缺的方面。

"人无完人，金无足赤"，每个人在经历和经验方面都有不足，但只要善于发现，努力克服，就会有所提高。

3.常做自我反省，不断进步

日本学者池田大作说："任何一种高尚的品格被顿悟时，都照亮了以前的黑暗。"只要你具备了自省的心理，便具有了一种高尚的品格！当你取得了一定的成绩后，切不可妄自尊大，也不可自负，人最难能可贵的就是胜不骄败不馁，懂得自我反省，才会不断进步。

可见，任何一个人只有诚实地面对和了解自己，与自己的内心对话，才能非常了解自己，保持自己优点，同时不断地改善自己的缺点，这样，才能使得自己的劣势变为优势，才能做到查缺补漏，不断地超越自己。

你可以自信，但不能无端自负

"虚心使人进步，骄傲使人落后"，这句话三岁的小孩子都会说，意思也很好理解，从字面上一看便知。然而，这样再普通不过的道理，生活中却没有几个人能够按照这句话去做，大多数人都只是说一说，从来没有想过拿它当作一种指引我们行为方向的指南针。骄兵必败，自古便是如此。

国内外这样的例子数不胜数，从曾经霸极一时的拿破仑兵败滑铁卢，到楚霸王项羽自刎于乌江，无一不是在用血的例子来验证这句话。正所谓"成由勤俭败由奢，骄傲自满必翻车"。即使你曾经有过辉煌的成功史，也不要轻易地骄傲，忍耐一切，直到你取得下一次的成功。因此，那些自负的人们，如果你曾经失败了，那这很正常。

古人云，轻诺必寡信。这不仅是一个主观上愿不愿意守信的问题，也是一个有无能力兑现的问题。自负者为了表明自己的能力超群，常常答应自己无力完成的事，当然会使别人一次又一次失望。

有这样一家公司，他们需要一名业务经理。

这天，一名年轻人来应聘，他自信满满地说："在这行，我可以说是经验丰富，并且最擅长终端业务，如果授予我相应的自主权，那么我敢保证，一年做成100万元业务绝不成问题。"总经理庆幸喜得人才，任命他为地区经理。谁知他的业务开展得不够理想，一年仅完成50万元业务。总经理大失所望，撤销了他的经理职务。

第二年，又有一位年轻人前来应聘，说："我在这行才做了两年，自然不算经验丰富，但我希望贵公司能给我一次机会，那么我愿意竭诚为公司服务。"经理见他踏踏实实也很喜欢，就先让他干了一年。这一年，他干得果然卖力，一年完成了50万元业务。总经理对他大加赞赏，并提升他为地区经理。

同样是50万元业务，却一个降职一个升职，受到的待遇如此不同。这是期望值不同造成的结果啊！在推荐自己的时候，着实需要拔高自己，但也要量力而为，更不能胡乱吹嘘自己。如果一味地说自己多么能干而到头来没有实现自己曾经夸下的海口，那么结果只会让人把你看低。

年轻人信心十足，有意拔高自己以求得他人尊重，心情可以理解，结果却难以如愿。然而，要做到自信却不自负，我们还需要正视自己的优缺点。

任何人做任何事，都需要自信，但一旦自信过了头，就变成了自负。的确，人与人交往，谈论到某些问题，自然会产生分歧，你应该坚持自己的立场，但若太过自信，在别人眼里就成了狂妄。每个人对"自信"的定义可能有所不同，然而，如果要以中立的立场来谈，"自信"是一种内在的、关乎个人的态度；而"自负"是外放并会影响他人的，如果到了批判与伤害的程度，就称得上无礼的"狂妄"。

当然，你也不需要过度地谦虚，否则你也会有心理压力，若能拿捏好这中间的尺度最好。你不需要因为比乞丐富有而感到抱歉，这是你努力争取、应得的成果，过好你的人生才是最重要的。

总之，上帝阻挡骄傲的人，赐恩给谦卑的人，如果你也是一个爱骄傲的人，就从现在开始审视自己，改变自己，做一个谦逊的人，一个能够忍耐喜悦冲动，奋发向上的人。

弯下腰，你会看到更多

中国人素来以谦虚闻名。谦虚是一种智慧，是为人处世的黄金法则，懂得谦虚的人，必将得到人们的尊重，必将被人们认同和喜爱，受到世人的敬仰。把自己的姿态摆得太高、说话颐指气使、有点成绩就得意忘形……以这种傲慢的姿态处世，迟早会失败。可见一个人只有放下身段，才能看到更多，就像船锚一样，要想起作用，它必须要放低自己。

我们都知道，人是社会的动物，同处于一个社会中，不管你是否承认，凡有人的地方就会讲等级、分层次。因此，在我们生活的周围，有一些人总是自命清高，不愿意放下身段，他们给自己画地为牢、故步自封，白白损失了无数的大好机会。其实这种"身段"只会让人把路越走越窄。并不是说有"身段"的人就不能有得意的人生，但在非常时刻，如果还放不下身份，那么就会使自己无路可走。相反，如果能放下身段，你的人生之路就会越走越宽。

有一位大学生，在校时成绩很好，大家对他的期望也很高，认为他将来必有一番了不起的成就。后来，他确实是有成就，但不是在政府机关或大公司里有成就，而是卖蚵仔面线卖出了成就。为什么会如此呢？

原来他在毕业后不久，得知家乡附近的夜市有一个摊子要转让，他那时还没找到工作，就向家人借钱，把店铺接手过来。因为他对烹饪很有兴趣，便自己当老板，卖蚵仔面线。他的大学生身份曾招来很多不以为然的眼光，却也为他招来不少生意。而他自己则从未对自己学非所用及高学低用怀疑过。

现在的他仍然还在卖蚵仔面线，但也转向了投资，赚的钱比以前多了好几十倍。"做事要放下身段。"这是那位大学生的口头禅和座右铭："放下身段，路会越走越宽。"

那位大学生如果不去卖蚵仔面线或许也会很有成就，但无论如何，他能放下大学生的身段，着实令人佩服。你不必学他去做类似的事情，但在必要的时候，该有他做事的勇气。

然而，生活中，有很多年轻人，都太把自己当回事儿了。年轻气盛，总是自以为是、豪情万丈，而随着时光的流逝，当你已经学会世故和圆滑的时候，你突然发现，在这个社会，我们所最看中的那个自己，无论你是多么的优秀，对于别人，可能是珠宝，也可能是一粒一文不值的尘埃。有人说得好：

"把自己当作泥土吧！老是把自己当作珍珠，就时时有被埋没的痛苦"。

为此，要放下清高，我们需要做到：

1.多审视别人的长处和自己的短处

因为具有骄矜之气的人，大多自以为能力很强，很了不起，做事比别人强，看不起别人。由于骄傲，则往往听不进去别人的意见；由于自大，则做事专横，轻视有才能的人，看不到别人的长处。因此，待人处世，要多审视自己的短处，看到别人的长处，才能逐渐变得谦卑。

2.受他人指教时多倾听

老师、长辈向我们传达经验的时候，我们尽量不要打断对方说话，思维紧紧跟着他的诉说走，要用脑思考而不是用耳听。

3.主动向他人请教

你的人生才刚刚开始，需要学习的东西实在太多，切不可恃才傲物。无论是学习上的问题还是生活琐事，你都应该虚心地向他人请教，你请教的对象可以是老师、家长、同学，甚至可以是陌生的路人。

4.认真听取别人的意见

如果有人当面向你提意见，那么，你千万不要不耐烦，也不要随便打断对方的谈话。无论对方的观点是对是错，你不要贸然地反对或者批评对方："你这是废话！""错了！"即使你有这样的念头，也不要表达出来，以免刺激对方，使他们心灰意冷，甚至真的转变为你的敌对立场。

总之，一个人要想有所作为，首先要从清理思想、改变观念开始。如果本是穷人、新人还要"穷摆谱"，那么机会是不会主动光顾的。而能放下身段的人，他的思考富有高度的弹性，不会有刻板的观念，而能吸收各种信息，形成一个庞大而多样的信息库，这将是他成功的本钱。

低调行事，凡事不要太逞能

俗话说的好："枪打出头鸟"，这句话并不是没有道理的，那些爱显摆、做人高调者往往是别人排挤的对象，而那些为人低调、懂得韬光养晦的人才会取得真正的成功。"低头是谷穗，昂头是谷秧。"低调是立世的根基。低调做人，不仅可以保护自己，使自己与他人和谐相处，患难与共，更能使自己暗蓄力量、悄然潜行，在不显山露水之中成就伟业。

生活中，你可以发现，那些工作出色、事事拿第一的人，似乎并没有什么朋友，而那些能力一般的人周围似乎总是不缺朋友。其实，也就是这个道理，因为每个人都不希望自己的朋友强于自己，让自己成为配角，而对于那些抢尽风头的人，他们必会采取措施来排挤他。

生活中，也有一些人的确"才高八斗"，但却自恃才高，居功自傲，结果引来别人的排挤，于是，哀叹"世态炎凉""时运不济"，其实，他们更应该思考的是，自己在做人方面是不是有什么失误。所以，我们要懂得，给别人让条路，也是给自己留条路，做人不可太过显露自己，更不该自吹自擂，低调能帮你赢得朋友，赢得成功。

事实上，任何事情的进展并不一定能人为地控制，这就更要求我们学会观察，当你认为自己不具备解决疑难问题的本领时，千万不能逞强、充大头；而如果你有能力拯救危机时，也不要心急，要在关键时刻出手，让人刮目相看。如果你能做到在关键时刻运用别人的智慧，那你就能如虎添翼了。

"为职者相时而动，驾驭时势，善用他人智慧，则更要因势而导之。"毕竟，身为一个普通人，没有三头六臂，别人不能做到的，你要想突破瓶颈，也不是容易的事，但如果你能善于运用他人的智慧，为自己谋事，则成功在望。当年，刘备有一统天下、兴复汉室的愿望，但苦于能力不足，于是，他带领关羽、张飞三顾隆中草庐，请诸葛亮出山；每年，为了全球人的健康问题，全世界的专家会聚集在一起，讨论最新的医学研究成果；那些大公司、大财团总是不惜花费人力财力，聘用许多高科技人才，也就是为了借用他们的才能，为自己出谋划策，使公司获得丰厚的利润……

任何人都有自己的长处，千万不要因为你有别人没有的能力就目中无人。"枪打出头鸟"，不要让自己成为别人的靶子，正确的出手时机是事态没有任何转机时，在关键时刻你的出手会让对方倍加感激。如果你懂得忍耐，伺机而动，那么，你成功的机会就会大很多！

保持谦逊，你要学习的还有很多

生活中，我们都知道"学无止境"的道理，无论是做人、做事还是学习，都不可妄自尊大。只有虚怀若谷，成功才会不断光顾。因为谦虚者的进取是永无止境的。他们是伟大的苍鹰，在天空飞翔。谦虚是天堂的钥匙，给谦虚者一条成功的道路。牛顿说过："如果说我看得远，那是因为我站在巨人的肩膀上。"伟大的居里夫人面对自己的成功只是淡淡一笑。人类历史上的名人伟人都如此谦虚，所以我们也要养成一种"虚怀若谷"的胸怀，都要有一种"虚心谨慎、戒骄戒躁"的精神，进而用有限的生命去探求更多的知识空间！

生活中的人们，你可能会觉得自己比他人聪明、学习能力比他人强，但你更应该将自己的注意力放在他人的强项上，只有这样，你才能看到自己的肤浅和无知。谦虚会让你看到自己的短处，这种压力会促使你在事业中不断地进步。实际上，历史上有许多杰出的人士都非常注重向别人学习。一个人有才能是件值得佩服的事，如果再能用谦虚的美德来装饰，那就更值得敬佩了。

谦虚是一种成功品质，你若想获得进步，前提就是要谦虚地看待自己，那么怎样才能变得谦虚呢？你可以这样培养性格：

1.看到自己的不足

你需要明白的是，无论你现在在同事、朋友中间是多么优秀，你也存在一些不足的地方，你应该了解这一点。你可以找一张纸写下自己做不到但是别人能做到的事情，这让你更真实地接纳自己——既不自夸也不过分自卑。

2.让好奇心引导你探求知识

可能你觉得现在的你已经具备了很多知识，但事实真的如此吗？再退一步讲，人生的知识并不仅仅是书本上的，你真的对周围生活和自然以及各个方面了如指掌吗？如果你觉得自己什么都懂，你多半不会是一个谦虚的人，实际上，越是知识渊博的人越是发现自己知道得少，培养好奇心也可以达到同样的效果，越是充满好奇，越是对未知充满敬畏，也就越谦虚。

3.多主动请教他人，看到自己的不足

一个人取得成就后，容易自满，看不到自己需要改进之处，那么，你可以主动请教他人，让他人从旁观者的角度帮你指出来。一般情况下，对方都会乐于向你传授经验和教训。

4.切实提高自己各方面能力

一个人只专注于某一方面特长或者某一爱好，一般在此方面投入的精力更多，期望也就更多，也就容易取得成绩，容易自满，但"人外有人，山外有山"，即使你这次成功了，但并不一定代表你会永远成功。而如果你能拓展自己多方面的能力、兴趣、爱好等，那么，你在拓展视野的同时，也会学习到各种能力、知识、经验等，具有较完善的人格，这对于提高自己的自理能力、交往能力、学习能力和应变能力都有很大的帮助，也能为你独自战胜困难提供勇气和方法。

5.勇于创新

骄傲自满，你将很快就被超越。而只有进步才能获得更强的竞争力。然而，没有创新就不可能进步。因此，你应该将自己的求知欲望和兴趣激发出来，鼓励自己多动脑、动手、动眼、动口，善于发现问题，提出问题，并尝试用自己的思路去解决问题。

总之，虚心的力量是巨大的。它既让我们的头脑保持清醒，又会为我们创造生存和成长、立业的环境。

第3章
战胜失眠：踏实入睡，人生哪有那么多烦恼

有人说，在现代社会紧张高压的生活状态下，睡眠障碍已成为一种现代的"时尚疾病"，而对于大多数失眠者而言，并不是失眠太痛苦，而是因为他们想得太多，把幸福想得太复杂。所以，避免失眠的主要方法之一就是放松自己，不去想太多。要知道，很多时候，不过是自寻烦恼，那么，如何做到放松自我呢？在本章中，你会找到答案。

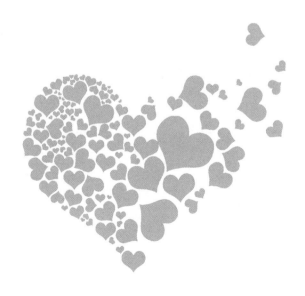

你想得太多，自然无法入睡

我们都知道，每个人的一生，大概有三分之一的时间都在睡觉，然而，几乎没有一个人真正去了解睡眠是怎么回事。我们都知道睡觉是为了让我们的大脑得到休息，但我们不知道人为什么会失眠，为什么会入睡困难。事实上，不能入睡的原因有很多，比如压力，重大生活事件，睡眠环境的变化，健康原因，等等。或许你已经好几年都没有得到足够的休息，并且已经把这种常态的疲劳当作了一种生活方式。

的确，当今社会，随着人们生活节奏的逐渐加快，人们白天的时间似乎总是不够用，然后开始利用夜晚的时间，而此时，睡眠时间就受到了威胁——你可能会牺牲睡眠时间用于工作或社交，或者躺在床上想明天要做的事，而当我们爬上床时，你的头脑依然在思考，高速的运转让你的大脑根本停不下来，而正是因为想得太多，造成了入睡困难。我们来看下面的案例。

小凯今年28岁，大学毕业已经整整六年了，小凯还没有一份正式的工作，在老家，这是相当没有面子的一件事情。因而常常被父母数落，被亲戚朋友嘲笑。因此，他暗暗下定决心，一定要通过考试得到一份体面的工作，给自己争口气。

于是，他辞掉了做销售的工作，耐着性子，踏踏实实地学习。眼看着考试的时间越来越近了，小凯的心里反倒没底了。按理说，他上学的时候基本功非常扎实，再加上这一个月的埋头苦读，该掌握的知识基本上都已经掌握了，可是，他也说不清楚究竟为什么会这样？是不自信吗？

就在考试的前一天，他一整天吃不下饭，到了夜里一点多还是睡不着，爸爸妈妈以为他得了什么病，不断地嘘寒问暖，可是小凯就是吃不下去。妈妈安慰他说："小凯，你是不是担心明天的考试啊？"小凯望了妈妈一眼，没有说话。妈妈接着说："别担心，你不是已经复习得差不多了吗？担心什么啊。"小凯说："我也不知道究竟怎么了。我就是担心今年要是考不上该怎么办啊。"妈妈说："那不是还有明年吗，今年考不上了明年再考。"小凯摇了摇头说："没有明年了，今年要是考不上，我就放弃了！"

看着小凯焦躁不安的样子，妈妈非常着急，可是一点办法也没有，就给自己的朋友打电话征求建议，小凯妈妈的朋友推荐她带儿子去催眠，也许能静下心来，平静地面对考试。

小凯对催眠并没有抵触心理，相反，催眠师认为他是一个很容易进入睡眠状态的人。后来催眠师播放了一首舒缓的轻音乐，缓缓的音律让小凯的心慢慢平静了下来。

随后，催眠师对小凯进行暗示："我知道，也许在你的潜意识里，你还认为自己有很多需要学习的东西，但我想问问你的潜意识，在考试这一问题上，你真实的成绩是多少？每次模拟题是不是都几乎满分？"小凯轻轻地点了点头。"既然如此，所有的担心都是多余的不是吗？"小凯深深地吸了一口气，好像不那么紧张了。

当小凯从催眠状态清醒过来后，催眠师又分析了他的心情，小凯才发现自己如果继续担心的话，才会真的影响考试，所以他内心慢慢安宁了很多。在从催眠室回来的路上，他就感到很困倦了，回到家踏踏实实地睡了一觉。

第二天的考试，小凯发挥得特别好。

案例中的小凯之所以会失眠，就是因为想得太多，担心自己考不好，在得到催眠师的帮助后，他的睡眠问题得到了解决。

从小凯的案例中，我们要明白，要想睡得踏实和安稳，首先就要放松自己。

我们要相信，始终有一种方法让我们可以放松身心，安稳睡到天明。这一方法出自大卫·哈罗德·芬克博士的《消除神经紧张》一书，我们可以称为——和你自己的身体交谈。芬克博士认为，催眠法的关键就在于语言。假如你一直无法入睡的话，那是因为你总是在心里"说"，"说"让自己真的得了失眠症。要解决这一问题，就是要你从这种失眠状态里解脱出来，很简单，你要告诉你身上的肌肉："放松、放松，放松所有的紧张。"一旦你的肌肉紧张，你的思想和神经就不可能轻松得了。对此，芬克博士推荐大家使用一种自我放松的方法——你可以先把一个枕头放到我们的膝盖下面，以此来减轻两脚的紧张，然后把几个小枕头垫在手臂底下，然后让自己的眼睛、下颚、手臂和两腿都放松下来，这样，你会发现，当你自己还没明白是怎么回事以前，你就已经闭上眼睛睡着了。这绝对是一种很有效果的方法，因为很多人都曾经亲身体验过。

除此之外，还有一种让你不想太多和治疗失眠症的极好的方法，就是让你接受体力运动，然后达到疲倦的程度。你可以选择的运动方式有很多：打网球、游泳、打高尔夫球、滑雪等，或者你可以找一份体力活。著名作家西奥多·德莱赛就是用这样的方法治好了他的失眠症。当他还是一个年轻人时，他的生活极为贫困，他为此而失眠，然后，他就到中央铁路找了一份铁路工人的工作——主要是打钉和铲石子，就这样，晚上下班回家后他还没有吃晚饭就累得呼呼大睡了。

失眠的类型有哪些

现代社会中，对于大部分人来说，他们每天大部分的时间都是放在工作上，休息时间越来越没有规律，不少人甚至连吃饭都是凑合，而早睡对于他们来说更是不可能了。他们恨不得"将每一分时间和每一点精力都留给工作"。这些人往往只看重一时需求，却忽视了长远的影响；只注重工作时间的累计，却忽视了工作效率的提高。其实这样的做法并不科学，不利于及时释放压力，非但难以促进工作，反而会使你的工作效率大打折扣。

事实上，对于每个人来说，充足的睡眠都是极为重要的。研究证明，与那些经常"开夜车"的人相比，早睡早起的人精神压力较小，而且健康程度较高。科学睡眠时间是22点~22点30分，半小时或一小时进入深度睡眠，而且24点到凌晨3点是人体自然进入深度睡眠的最佳时间，这样才能保证第二天工作精神百倍。

因此，我们一定要明白，真正的高效率不是熬夜熬出来的。我们一定要懂得休息，只有劳逸结合，才有更高的工作效率。

近来，科学家们通过研究发现："健康的体魄来自睡眠，高品质的睡眠是提高免疫力的关键，是抵抗疾病的第一道防线。"除此之外，一个人的记忆力、判断力、对问题的分析能力以及反应能力，都与人的睡眠质量有着密切的联系，其中影响最大的就是人的记忆力。尤其对于处在生长发育期的儿童和青少年而言，睡眠质量在很大程度上影响其智商的高低、成绩的好坏。科学实验证实，一个人如果长期睡眠不足会导致记忆力减弱，大脑的记忆系统对新技能、新知识的吸收将会遇到很大的阻碍。反之，倘若拥有充足安稳的睡眠，就能够迅速提高人的记忆力。

然而，随着社会的飞速发展，生活和工作的节奏越来越快，也导致越来越多的人产生了睡眠障碍。

失眠已经困扰了不少人，美国国家健康组织依病程时间的长短，把失眠症分为短暂性失眠（短于一星期）、短期性失眠（一到三星期）及长期性失眠（长于三星期）。此种分类方法沿用至今。虽然美国睡眠医学会已对此时间的长短有所更改，但其基本的精神不变。

短暂性失眠：几乎每个人都曾有过短暂性失眠的经历，比如遇到一些让我们紧张的事（如考试或会议）、情绪上的激动（如兴奋或愤怒的事情），都可能会造成你当天晚上有失眠的困扰。另外，生活环境变化，比如，跨时区造成时差的反应，也会影响到我们的睡眠质量。

短期性失眠：这与第一类失眠有所相似，但时间较长，比如遇到生活的变故，例如，丧偶、离婚、情侣分手等，此类问题皆会造成一时情绪上的冲击，平复所需的时间往往需要数星期。

长期性失眠：这一类是患者到失眠门诊求诊中最常遇到的疾病类型，其病史有些长达数年或数十年，必须找出其潜在病因，才有痊愈的希望。

失眠通常伴随着一些复杂的心理因素或者是来自外界或者内在的压力，可以自行调节能获得好的效果。短暂性的失眠，通常情况下没有明显的身心症状，治疗起来难度也大得多。除了对其进行心理干预或者行为治疗外，还可搭配使用催眠法，让患者自己明白失眠的原因，并帮助其学会排解自己的负面情绪或者心理压力。

不少人深受失眠的困扰，但失眠的种类有很多，每个失眠者都应该根据自己失眠时间的长短来判断自己的失眠状况，然后对症下药，找到克服失眠的方法。

失眠是怎么造成的

睡眠对于人类身体健康的重要性早已被人们认可，无须再多说。然而，世界卫生组织调查，全世界将近30%的人都有睡眠问题，将近一半的人受到各种各样的睡眠问题的困扰，还有不少人总是失眠。

所谓失眠，指的是一些人总是难以入睡或者保持一定时间段的失眠，在第二天醒来时，没有感到自己重获精力或者得到充足的睡眠。事实上，我们没办法根据一个人睡觉时间的长短来判断其睡足没有。因为每个人的情况不同，有的人一天只睡四五个小时就足够了，但是一些人却要睡上十几个小时。失眠也并不是一种疾病，而是一种症状，就好像身体的其他部位产生了疼痛一样，只是某种疾病产生的症状，为此，我们必须找出具体的原因，然后加以治疗。

那么，失眠是怎样产生的呢？

1.身体因素

任何身体上的不适都有可能导致失眠。

2.心理因素

在心理疾病方面，比如焦虑症、抑郁症，是会影响睡眠的，如果不治疗，睡眠也很难得到良好的改善。

3.特定事件引发的睡眠问题

催眠师在为一些失眠病人治疗时，会引导他们回答出以下几个问题，比如"你是从什么时候开始失眠的？""在那之前的一段时间段里，工作、生活中是否发生过什么事件？"在这一引导下，催眠师就有可能找到患者失眠的原因。

曾经有这样一个案例：

一位女性来寻求催眠师的帮助，她失眠一个多月了，在催眠师的引导下，她进入了催眠状态，她找到了自己失眠的原因：原来在一个多月前，她的同事流产了，而她认为同事流产和自己有关，因为就在那段时间，她感冒了，随后，她的那位同事也感冒了，然后这位女同事就流产了，她认为同事流产的原因是自己把感冒病毒传给了同事，为此感到十分内疚，于是失眠了。然而，她根本没有发现自己失眠的原因，直到被催眠师催眠后才找到了事情的真相。

4.无明显原因的失眠问题

一些人长期失眠，但身体也没有什么疾病。催眠专家把这种情况归结为压力性失眠。而这个压力通常是精神压力、情绪压力、心理压力一类的，属于短期内无法消除的压力。

我们再来看看一则案例：

有一位五十多岁的女性来寻求催眠师的帮助，她也称自己长期失眠，经过了解，催眠师知道了她的一些情况，因为经济状况不好，夫妻离婚，她要供她儿子上大学，所以不得不努力打工挣钱。

在催眠师为她做催眠的过程中，她身体始终处于紧张状态、放松不下来，尽管练习了很久，但依然做不到。

后来，在接受催眠两周后，她可以好好睡觉了，然而，两周之后，她又开始失眠。催眠的确可以改善她的睡眠状况，但效果并不能持久。因为她的压力会把她重新带回紧张的状态。

失眠的表现：

（1）入睡困难。

（2）不能熟睡。

（3）早醒、醒后无法再入睡。

（4）频频从噩梦中惊醒，自感整夜都在做噩梦。

（5）睡过之后精力没有恢复。

（6）发病时间可长可短，短者数天可好转，长者持续数日难以恢复。

（7）容易被惊醒，有的人对声音敏感，有的人对灯光敏感。

（8）很多失眠的人喜欢胡思乱想。

失眠会引起人的疲劳感、不安、全身不适、无精打采、反应迟缓、头痛、记忆力不集中，它的最大影响是精神方面，严重一点会导致精神分裂。按临床表现分类：①睡眠潜入期：入睡时间超过30分钟；②睡眠维持：夜间觉醒次数超过2次或凌晨早醒；③睡眠质量：多噩梦；④总的睡眠时间少于6小时；⑤日间残留效应：次晨感到头昏，精神不振，嗜睡，乏力等。

专家建议，要治疗失眠症，除了寻求催眠专家的帮助外，患者自己还能通过自我暗示进行调节。无论你是哪种情况，无论是长期失眠，还是偶尔的失眠，这个方法都可以帮助你缓解。

你可以在睡觉前躺在床上进行练习。或许在练习的过程中，你就直接进入睡眠状态了。对于长期失眠者，这个方法是要每天坚持练习的。

在所有的自我催眠练习前都需要先进行呼吸放松。你要做至少5个深长的腹式深呼吸，如果你是长期失眠，建议做不少于10个的腹式深呼吸。接下来开始从头到脚的身体扫描。这里要注意：一定要头开始，而且是逐节扫描。

身体扫描的方法：把注意力放在身体的感觉上，只是去感受身体的感觉，或许是感觉紧绷、酸疼、紧张等，不试图去消除这些感觉，也不是逃避这些感觉，而是持续地感受这些感觉，停留1~2分钟，同时有意识地放松这些部分。

身体扫描的顺序：头部—颈部—肩部—双臂—整个背部—胸部—上腹部—下腹部—后腰部—臀部—双大腿—双膝盖—双小腿—双脚。

最后放松，在你的意识里包含整个身体，呼吸放松整个身体，你会慢慢睡去。这个方法没办法治疗睡眠障碍，但可以帮助你改善睡眠质量。

总之，失眠的原因有很多，白天工作压力大，神经过于紧张，睡觉的时候心情怎么也放松不了，这些都是失眠的诱因。

人为何必须睡觉

我们都知道，在人的一生中，大概有三分之一的时间都是在睡眠中度过的，成年人每天大概睡6~7小时，新生儿每天要睡超过20小时，年迈者睡眠时间相对少点。由此可见睡眠对一个人是多么重要。从某种意义上说，睡眠的质量决定着生活的质量。可是一个人为什么要睡眠？这个问题一直是科学家想要彻底解决的问题。

也有一些人，他们的睡眠时间很少，在美国《科学文摘》杂志上，介绍了一个每天只需要睡2小时的人。他名叫列奥波德·波林。虽然波林每天只睡2小时，但这2小时他却能睡得十分安稳踏实。令人惊奇的是，虽然睡的时间少，但波林精力充沛，每天可以连续工作10小时，从来都不觉得头晕眼花。据波林自己回忆，在他还在五六岁的时候，他就不需要太多睡眠，别人还在每天睡10小时，但他只需要5~6小时的睡眠时间就够了。

我们每个人需要的睡眠时间有长有短，但无论多久，睡觉看来是人必不可少的行为。这一点似乎已被众多的研究人员所接受。但是，从科学的角度来看，似乎"人们为什么一定要睡觉"这一问题，科学界还没有给出明确的定论。睡觉的功能成了脑科学中一个引人入胜的谜。许多研究人员从不同的角度提出了自己的见解。

睡眠有两种完全不同的状态：快波睡眠和慢波睡眠，它们的作用到底是什么呢？

科学家们发现，人们在睡眠状态下有两种完全不同的状态：一种状态叫作快波睡眠，也称为快速眼动睡眠。顾名思义，就是人在睡着的情况下，眼球转动的速度很快，而其大脑也非常活跃，而人在做梦时就会出现这样的情况。

另一种状态是叫作慢波睡眠，它是第一种状态的深化，睡眠进入了更深的无意识状态。科学家发现，快波睡眠和慢波睡眠的作用是不一样的，两种状态也在睡眠过程中交替出现。

科学家比较一致的看法是，睡眠是让大脑和小脑休息的。动物需要睡觉，而没有大脑的植物不睡觉；人体的有些器官，比如肝脏，是不休息的。这表明睡眠是整个脑部特有的现象，至少慢波睡眠可以使脑部修补自由基所造成的损害。自由基是新陈代谢的产物，可损伤人体细胞。其他器官可以通过放弃和替换受损细胞来修补这种损害，但脑无法这样做，只能让人进入睡眠状态，尤其是慢波睡眠状态，人体组织才能利用这段难得的"闲暇时间"进行"抢修"作业。那么快波睡眠又有什么作用呢？有些研究者提出，这是脑部在进入慢波睡眠之前所做的"准备动作"和"整理动作"，是对慢波睡眠的补充。可是也有研究者不同意这种看法，认为快波睡眠可能与早期脑部发育有关，但持这种观点的科学家还没有找到令人信服的证据。

睡眠的重要性早已毋庸置疑，那么，假如我们人类不睡觉呢？我们都知道这样几个事实：一个普通人基本生存的边界很早就家喻户晓了：在没有空气的情况下人仅能存活3分钟；在没有水的情况下人能活3天；在没有食物的情况下，人能存活3周。那么，人在连续多久不睡觉之后才会因此毙命？

经过论证，人不睡觉大约10天就会死亡。人类最长不睡觉的纪录是264小时，这个纪录由一个高中生在1965年创造，在11天之后他将要睡着时，他基本上已经进入了无意识状态。

关于睡眠对人体的作用早已毋庸置疑，无论睡眠时间长短，睡觉都是人必不可少的行为之一。通过睡眠休息，人体可以促进体内组织的生长和修复，从而消除体力疲劳。不仅如此，睡眠还可以消除精神疲劳、缓解压力。所以，如果人长时间不睡觉，精神和身体将会受到双重伤害，必然影响生命健康。

据称，空军飞行员在被剥夺睡眠3~4天之后会进入一种精神错乱的状态，而且会因为突然进入睡眠而导致飞机坠机。即使只有一个晚上没有睡觉，也会头晕得像喝醉了一样。

因此，生活中的我们，无论工作和生活再忙碌，也要注意休息，保持充足的睡眠，不可挑战自己的身体极限。只有休息好了，才能以更饱满的精神状态投入工作。

放松心情，强迫自己只会更睡不着

如果你经常睡不好的话，你是否会感到忧虑呢？如果你也是如此，我想你可能愿意了解一个人——伊拉·桑德勒，他就曾经因为严重的失眠症而差点自杀。接下来，是他自己曾经叙述的故事。

因失眠而造成的痛苦真的让我差点自杀了。最糟糕的是，曾经的我是一个睡眠质量很好的人，我经常睡得很熟，早上的时候，床边的闹钟响了也无法将我叫醒，就是因为这一原因，我经常上班迟到。这件事让我很烦恼。我的老板也对我提出了警告——你必须要准时上班，他还告诉我，假如我再迟到的话，我就会被炒鱿鱼。

我将自己的这一苦恼告诉了我最好的朋友，他告诉我说要想早上早点起床，就要在夜里睡觉前就集中精神去注意闹钟，令我更烦躁的事出现了，我居然为此失眠了。我一听到闹钟嘀嘀嗒嗒的声音，我就更睡不着了，一整夜，我都翻来覆去。到了早上，我感觉自己浑身无力、好像生病了一样，精神状况很糟糕。我就被这样折磨了8周的时间，我因失眠而受到的痛苦简直无法形容，我一度觉得自己会成为一个精神失常的人，我甚至想从窗台上跳下去一死了之。

最后走投无路的我去找了一位曾经认识的医生。他告诉我："伊拉，没有谁是救世主，我无法帮助你，任何人都不能，能救你的也只有你自己。从今天开始，当你躺在床上以后，如果你还是睡不着，别去管它就好了，告诉自己：我才不管什么睡得着睡不着呢，就算一直躺床上直到天亮也无所谓，这样也可以休息，反正我躺着不动，又不用去做其他事。"

他的这一方法果然对我奏效了，两个星期以后，我的失眠症就莫名其妙地好了，我又恢复了从前睡得很熟的状态。一个月以后，我能每天睡8小时了，而我的精神也完全恢复到正常状态。

折磨伊拉·桑德勒的并不是他的失眠症，而是因失眠症而造成的困扰。事实上，我们自身没有意识这一点，对失眠的忧虑比失眠症本身的危害要大得多。

芝加哥的一名大学教授纳撒尼尔·柯莱特曼博士曾对失眠问题进行过研究，他是全世界有关睡眠问题的权威专家。他就曾指出，任何一个人都不可能真正因为失眠引起的睡眠不足而死亡，相反因为失眠造成的忧虑则有可能让人的身体受到细菌的侵袭。

柯莱特曼博士也曾指出，那些为失眠症担忧的人，实际的睡眠时间比他们所想象和陈述出来的要多得多，那些总是向天发誓说："天哪，昨天晚上我的眼睛都没有闭一下"的人其实可能睡了好几个钟头，只是他们自己没有意识到而已。举个很简单的例子，19世纪著名的思想家赫伯特·斯宾塞，到年迈时候，他依然孑然一身，住在一间宿舍里，他整天都在告诉别人他为失眠而痛苦，弄得别人都很烦。为了让自己能睡着，他经常在耳朵上戴一个耳塞，无奈的时候，他还找吸食鸦片催眠。有一天晚上，他和牛津大学的赛斯教授同住在一个小旅馆的房间内。第二天，斯宾塞说自己一晚上都没有睡着，实际上，没有睡着的是赛斯教授，因为他一整晚都在听斯宾塞打呼噜。

其实，如果我们的身体已经足够疲惫，那么，即使我们在走路或者站着，我们也会入睡。一个人在身体绝对疲惫的情况下，即使在风雨交加、电闪雷鸣或者是战火连天的夜晚都能安然入睡。著名的神经科医生佛斯特·肯尼迪在1918年英国第五军撤退的时候就看到那些已经十分疲惫的士兵倒地就睡的情形。即使你用手去扒开他们的眼皮，他们也不会醒过来。他还形象地形容他曾看到所有人的眼球都能往上翻："这是一个不错的方法，从那以后，当我也失眠的时候我也就那样把我的眼珠翻到那个位置，我发现，不到几分钟的时间我就开始昏昏欲睡了，好像这一动作和睡眠之间是一种连锁反应似的。"

事实上，从没有一个人会因为不睡觉而自杀，一个人无论有再强的忍耐力和意志力，他也会不自觉地睡着。一个人可以长久不喝水、不吃东西，但是绝对做不到长久不睡觉。

这里，我们顺便提及自杀一事，不妨再说一说亨利·林克博士——心理问题公司的副总裁——在他那本《人的再发现》里所说的一个很好的例子：有一个要自杀的病人来找他，林克博士知道，假如要跟他争论的话，只会让情况更糟糕，所以他只是对那个人说了这样一句话："如果你真要去死的话，那么我不拦着你，但最少也应该做得英雄一点吧，你就沿着这条街一直跑，到你累死为止吧。"

这位病人果然按照林克博士的建议去做了，并且他还做了好几次。每次跑完以后，他都觉得自己轻松了很多，这是心理上的轻松。到第三个晚上的时候，林克博士想要达到的目的终于实现了，他的病人因为身体疲惫而沉沉地睡去。后来，他去参加了一个体育俱乐部，他对各种运动项目都有着浓厚的兴趣，当他对生活重拾信心之后，决定再也不去想自杀的事了。

总之，如果你不希望为失眠症而忧虑的话，千万不要强迫自己入睡，而应该保持全身放松，加强运动。而如果你实在睡不着，就起来工作或看书吧，直到你真的想睡为止。

第4章

烦恼皆自找，消除孤独和忧虑才能快乐幸福

现代社会，纷繁复杂，我们每天都要面临紧张忙碌的工作和生活，难免产生忧虑情绪，而一旦我们的心灵被忧虑占据，我们就产生了各种各样的困扰，并且，忧虑还会造成一系列的身心健康问题，诺贝尔医学奖的获得者亚力克西斯·卡锐尔曾说："不知道怎样抗拒忧虑的人都会短命而死。"所以，我们每个人都要找到克服忧虑的方法。

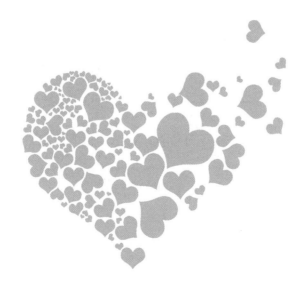

忙碌是治疗一切忧虑的良药

不得不承认，现代社会，紧张忙碌的工作和生活让很多人陷入忧虑之中，不少人都在寻找解除忧虑的方法，其实，你忽略了一点，让我们免除忧虑的，依然是忙碌。

哥伦比亚师范学院教育学院的詹姆士·穆歇尔教授曾说："在我们有所行动的时候，忧虑并不会伤害到我们，他们会在我们一天的事情做完之后侵袭我们。那个时候，我们的思维会陷入一片混沌的状态，一些在我们看来荒诞的情景可能都会被我们想象出来，即使一个十分微小的错误，也会被我们夸大。此时，你的想象力就像一辆没有方向的汽车，它会到处乱撞、毁坏一切，然后让自己也变成一片废墟，任何一个人，要想消除忧虑，最好的办法就是让自己忙起来，然后去做一些有用的事。"

萧伯纳曾用一句话总结了以上情况："让人忧愁苦恼的症结在于，有时间考虑自己到底快乐不快乐。"所以，克服忧虑，你就不必去想它，动起手来吧，让自己忙起来，这是世界上最便宜也是最好的一种治疗忧虑的药。

　　那么，为什么让自己忙起来这么一件十分简单的事，就能把困扰我们的忧虑从头脑中清除出去呢？只要我们了解心理学上这样一个定律就明白了——一个人无论多么聪明，无论是谁，都不可能在同一时间内想两件或更多的事。现在，我们不妨来做这样一个实验：假设你靠在椅子上，闭起双眼，你现在不妨在同一时间内去想另外一件事——自由女神，或者想想明天早上起来你去做什么事。

　　你会惊奇地发现，在同一时间内你只能想一件事，如果希望将它们都考虑在内，你只能按照顺序轮流地去想其中的一件事。是不是这样？其实，人的情绪也是如此。我们不可能在想到某件事而激动时又去想另外一件让你忧虑的事，也就是说，在同一时间里，一种感觉会被另外一种感觉排挤出去。这是一个简单的道理，但却很难被人发现。不过一些军方的心理治疗家们却发现了这一点，能够在战时创造这一类的奇迹。

　　一些士兵在战场上败退下来后，就会患上一种被称为"心理上的精神衰弱症"的病。军队医生都会建议他们采取"让他们忙碌起来"的治疗方法，顾名思义，就是让他们把除了睡觉以外的时间都安排满活动，比如打球、钓鱼、种花、打猎以及跳舞等，也就是完全不给他们多余的时间去回忆和思索那些可怕的经历。

　　在现代心理学上，有个名词叫做"职业性治疗"，很简单，就是把工作当成我们治病的良方，这已经不是什么新鲜的治疗方法了，早在公元前500年，在古希腊的医学中，就能找到可靠的依据。在富兰克林时代，费城教会的教徒也使用这种方法。1774年，有位来访者在教会的疗养院看到，那些患有精神病的人正在忙着纺纱织布，这让他感到十分吃惊，他原以为这是教会压榨病人，后来经过教会的人解释他才明白，原来那些病人只有在工作的时候病情才会有所好转，因为工作能让他们安心凝神。

无论哪位心理学家都支持这样的观点：忙碌起来是治疗精神病最好的"药物"。

曾经有个叫道格拉斯的人，他的家里接连两次遭受到了灭顶之灾，第一次，他失去了自己最喜欢的女儿，她只有5岁，他和妻子以泪洗面，不知道如何面对沉痛的打击。然而，霉耗并不是到这里就结束了，他这样向心理医生陈述自己的遭遇：

"就在灾难的10个月后，我们的上帝又赐给我们另外一个小女儿，她就像上帝送给我们的小天使一样，然而，这个小天使只活了5天就离开我们了。我们不断遭受的打击，大概没有人能接受。我整天浑浑噩噩的，吃不下饭、睡不着觉，我无法使自己的精神放松下来，我觉得自己快崩溃了，我对生活也没有了希望。"

最后，无奈之下的他去找医生，医生给他两个建议：一个是吃安眠药，另外一个则是去旅行。"两个办法我都尝试过了，但是没有一个对我有作用。我感觉自己的身体正被一把大钳子夹住，而这把钳子越夹越紧，我快要窒息了。"他因为悲哀而感受到了巨大的压力。

"不过，我还应该感到庆幸，因为我还有个可爱的、4 岁的儿子，他教会了我们该怎样面对这一切。有一天下午，当我坐在客厅里发呆、止不住自己内心悲哀的情绪时，我的儿子轻轻地走过来对我说：'爸爸，我想要一条船，你愿不愿意为我造呢？'我哪里有什么心情造船，实际上，我做什么事情的心理准备都没有，但是我这个可爱的小家伙实在太难缠了，最后，我不得不答应他。"

"造那条船大概费了我 3 小时的时间，等到我将船造好后，我发现，刚过去的那 3 小时，是我几个月以来，过得最充实和最轻松的时间。发现这一点后，我也逐渐从昏睡中清醒过来。我开始想很多事——这是这几个月以来第一次认认真真想某件事。我发现，如果你忙着去做一些需要我们规划和思考的事情的话，那么，也就没有时间再去忧虑了。对于我来说，造那条船的工程，让我内心所有的忧虑都被击垮了，所以从那以后，我决定让自己忙碌起来。"

"第二天晚上，我就在所有房间查看了一遍，然后把需要做的事列在一张单子上，我发现有好多小事需要我去做，比如去修理那些书架、楼梯、窗帘、水龙头等，令人感到吃惊的是，我居然要做242件事。"

"在随后的两年时间内，我将这些事都做完了。另外，我还参加了一些具有启发性的活动：每个星期内，我会腾出两个晚上的时间到纽约市参加成人教育班，并且还去参加镇上的一些活动。现在，我还有幸成为校董事会的主席，我每天要参加各种会议，还要协助红十字会和其他机构进行慈善募捐活动。现在的我已经忙碌得再没有时间忧虑了。"

"没有时间忧虑"，这是丘吉尔说的话，忙碌确实能治疗忧虑，而假如你我不能一直处于忙碌的状态，也就是我们有时间坐在那里发愁的话，那么，我们的头脑中就会产生一系列想法，这就是达尔文称为"胡思乱想"的东西，它们就如同神话中人们说的妖精一样，会掏空我们的灵魂和思想，然后让我们失去意志力和行动力。

所以，如果你正在为什么事感到忧虑的话，那你可以记住一个古老的治疗方法——忙起来。

孤独是现代人的通病

我们生活的时代，虽然物质条件在逐渐丰富，医学也逐渐发达，但我们的社会中却有一种疾病越来越普遍，那就是身居闹市中的孤独感。一旦夜幕降临，有些人就感到莫名的孤独和恐惧，他们觉得孤身一人，无法安眠。其实这是孤僻心理的表现。孤僻心理来源于这些人认为自己在容貌、身材、修养等方面的因素不如人，进而不敢与周围的人交往，久而久之，便产生了孤僻心理，社会心理学家经过跟踪调查发现，在人际交往中，那些心理状态不健康者，相对于那些健康者，往往更难获得和谐的人际关系，也无法从这种关系获得满足和快乐。

一般来说，孤僻心理都有以下几个表现：

1.太过冷静

理想的心理状态应该是乐观的、积极的、稳定的，不会因琐事忧心忡忡，也不会冲动莽撞，然而，我们不难发现，似乎我们的生活中，有这样一类人，他们总是喜欢以冷静和沉默来面对周遭发生的一切，其实，这是典型的孤僻心理。

2.行为偏执极端

生活中，一些人遇到不顺心的事，就采取过激的行为来发泄，这也是孤僻心理的表现。

3.意志品质不健全

那些意志顽强的人，对于自己的行为都有一定的自制意识和调节能力，既不刚愎自用，也不盲从寡断；在实践中注意培养自己的果断与毅力，经得起挫折与磨难的考验。而孤僻心理会表现为意志力较弱，对其他事情缺乏主动性，积极性，生活非常被动。

不少感到内心孤寂的人之所以有这样的心态，是因为他们并没有认识到一点：爱和友谊都不是从天而降的礼物，一个人要想得到他人的欢迎或被别人接纳，一定要付出努力。

林·怀特博士是位于加州的密尔斯大学的校长，在一次青年会的晚餐聚会上，他进行了一次发人深省的演讲，内容讲的是现代人的孤独感，他说："20世纪最流行的疾病便是孤独，就像大卫·利斯曼所说的那样：'我们都是寂寞的一群'，现代社会，人口迅速增长，人们就好像迷失的羔羊一样，根本找不到方向……这是一个新奇又特别的世界，再加上政府和各种政策、企业经营模式的变更，人们的灵魂和身体一样，也总是需要从一个地方到另一个地方——于是，人们的友谊变得短暂且脆弱不堪，我们所处的时代就像冰川时代一样，我们的心也无法温热起来。"

相反，那些能克服孤独感的人，在生活中一定如怀特博士所说，具备超强的勇气。其实，我们每个人，无论走到哪里，都要与人培养真挚的情谊，这就好像一支蜡烛一样，火焰虽小，却能为过往的人都带来光明。

然而，我们绝对不能把大把的时间花在酒吧喝酒上，这样是交不到朋友的。你可以参加志趣相投之人组织的俱乐部，这样，你能结识很多人，你也可以选修一些成人教育课，这样你不仅能充实自我，还能得到同伴的友谊。

有这样两个女孩，曾经在同一时间来到纽约这座大城市打拼，而如今她们的生活状况相差很大。那一年她们在纽约东区共同租了一间公寓。她们的长相都十分甜美，都找到了一份收入不错的工作，也都希望自己有朝一日能在纽约闯出一片天地。

其中一个年纪轻轻便具备了惊人的智慧。在她看来，住在大城市的单身女孩一定要懂得安排自己的生活，并要懂得该怎样计划自己的将来。所以，每天晚上，她都会积极参加各类活动。并且，她还加入了一个研讨会，选择了一门可以提升自身个性的课程，她的大部分薪水也都花在了人际交往上，可以说，她的业余生活丰富多彩。

她的休闲活动适度而愉快，但对于周围的社交关系，她则保持着谨慎的态度，尤其是尽量避免那些暧昧不清的男女关系。

在她刚到纽约的时候，她也觉得孤单，事实上，哪个女孩不是如此呢？但是她不像那些男孩一样四处猎艳，她有自己的计划。如今，她已经与一位十分聪明帅气的律师结了婚，婚后生活十分愉快，我也经常会去探访他们夫妻。我想，这大概就是她说的"要达到目标"的结果，她拥有了幸福快乐的人生。

你肯定会问：另外一个女孩呢？在刚来纽约的时候，她也感到孤单寂寞，但是她没有充实自己，而是去那些游乐场所，比如酒吧去寻找朋友，现在的她去了另外一个地方——协助酗酒者的"戒酒俱乐部"！

所以，如果你不想让自己感到孤独寂寞的话，请记住：幸福快乐都不是靠别人来给予的，而是要靠自己去赢得别人的喜爱！

当然，对于如何消除孤僻心理，有以下几点建议：

1.正确评价自己和他人

孤僻的人一般不能正确地评价自己，要么总认为自己不如人，怕被别人讥讽、嘲笑、拒绝，从而把自己紧紧地包裹起来，保护着脆弱的自尊心；要么自命不凡，不屑于和别人交往。孤僻者需要正确地认识别人和自己，多与他人交流思想、沟通感情，享受朋友间的友谊与温暖。

首先要自信。俗话说，自爱才有他爱，自尊而后有他尊。自信也是如此，在人际交往中，自信的人总是不卑不亢、落落大方、谈吐从容，决非孤芳自赏、盲目清高，而是对自己的不足有所认识，并善于听从别人的劝告与接受别人的帮助，勇于改正自己的错误。

2.学习交往技巧

你可以多看一些有关人际交往的书籍，多学习一些交往技巧，同时，可以把这些技巧运用到人际交往中，长此以往，你会发现，你的性格越来越开朗，你的人际关系也会越来越好，同时，你会收获不少知识，认知上的偏差也能得到纠正。

总的来说，我们要克服孤寂，首先就应该远离顾影自怜，勇敢地走入人群中。我们要去认识其他人，结交新的朋友，无论我们去哪里，我们都要保持快乐的心情，都要学会与人分享自己的欢乐。

你所担心的问题，99%都不会发生

生活中，我们总是在担心这样那样的问题，所以，"万一"成了我们的口头禅，而其实，那些我们担心的问题，99%都不会发生。如果我们用平均法则来定夺我们到底该不该为那些事忧虑，我们会发现其中90%的忧虑都是多余的，也就是完全可以消除的。

在军队中，将领们常常用这种计算概率的方法来鼓励士兵们。曾经有个叫克莱德·马斯的人讲述了他的一个故事。

那时候，当他和他的伙伴被派遣到一艘游船上，他们都担忧不已，因为这艘游轮所运输的都是高辛烷汽油，所以他们都认为，要是敌军的军舰勘测到他们，并用鱼雷将他们击中的话，那么所有人都会立即丧命。

可是美国海军确实有鼓舞士气的方法。海军总部发布了一些十分精确的数字，他们指出，假如敌军的鱼雷击中100艘游轮的话，不会沉下去的有60艘，有40艘会真的沉下去，并且，在这40艘里，大概也只有5艘会在不到5分钟的时间内沉没，也就是说，即使被击沉的话，他们也完全有时间从游轮上跳出来，死在游轮上的概率非常小。

那么，这些士兵们真的受到鼓舞了吗？克莱德·马斯曾说：“在我们听到这些数字后，我们内心的担忧小多了，船上的其他士兵也和我一样，因为我们知道我们有的是机会，根据统计数字来看，我们应该不会死在船上。”

其实生活中的每个人都应该如此，在你被忧虑摧毁以前，要先改掉忧虑的习惯。

如果你为某件事而担忧的话，那么，你不妨计算一下事情发生的概率，然后再问问自己，你所忧虑的事情，真的会发生吗？

戴尔·卡耐基也曾提及他在童年的一件趣事。

他的童年是在密苏里州的农场长大的。有一天，他在帮母亲摘草莓的时候，突然嚎啕大哭起来，母亲问他：“戴尔，你怎么了，为什么要哭呢？”他抽泣着回答道：“因为我怕自己被活埋。”

卡耐基说，当时自己幼小的心里已经充满了恐惧和忧虑。雷电交加的夜晚，他担心会被雷劈死；生活情况不好的时候，他担心食物不够；还有，他担心自己在死后会进地狱；他担心有一个比他大的叫山姆怀特的男孩会像他说的那样割掉他的两只大耳朵；他担心女孩子们会在他脱帽向她们致敬时取笑他；他怕在他长大成人的时候没有一个女孩子愿意嫁给他；他还为自己在和未来的太太在结婚之后第一句话该说什么而担心……甚至在耕地时，他也会花几个小时的时间去思考这些问题。

然而，时间慢慢过去了，他也在一年年地长大，他发现，那些原本他担心的问题，99%都没有发生。比如，后来他知道，原来一个人被闪电击中的概率只有三十五万分之一。

看完卡耐基的经历，可能我们也会笑话当年的自己，或许我们也曾有过类似的荒唐想法。一个人怎么会被活埋？即便是发明木乃伊的那个更古老的时代，一个人被活埋的概率也只有一千万分之一。

据说，人得癌症的概率有八分之一，也就是说，每8个人中，可能有一个人会死于癌症，如果你非要为什么而担忧的话，那至少你该为以后可能得癌症而犯愁，而不应该为被闪电劈死或者遭遇活埋这样荒谬的事担心。

事实上，前面我们说的担忧都来自一个孩子。然而，在现实生活中的成年人，不也一样为那些荒谬的事忧愁吗？

伦敦劳埃德保险公司是全世界最有名的保险公司，它也是利用人们的这一心理而赚取了大量的收入。实际上，这家保险公司就是在跟一般人打赌，告知他们，他们所担心的灾祸永远不可能发生，不过，在保险专业问题上，这不被称为"赌博"，而是"保险"，从实质上来讲，这就是以平均法则为依据的一种赌博。这家大公司已经有300年的优良历史了，大概除非有一天人类的本性已经发生改变，不然这家保险公司最起码还有5000年的时间可以用来赚取它想要的财富。他们保险的范围很广，比如你的鞋子、船，这些业务员们运用估算概率向你保证，那些灾祸发生的概率并不像一般人想象得那么常见。

生活中的你，不知道可曾为这些事担心：坐火车，万一火车出事怎么办？你是一名水果批发老板，万一批发的水果滚得到处都是怎么办？万一运输车正好经过一座桥，而这座桥突然塌了怎么办？当然，这些水果都上过保险了的，可是万一没有准时把这些水果送到的话，那么，可能就会失去一笔生意了，你为以上这些问题而担忧，还担忧自己是不是得了绝症……

然而，你计算过概率吗？你坐火车的时候火车出过事吗？应该没有吧。装运水果的车翻过几次？桥断过吗？大概也没有吧。那你又何必为此而担忧，甚至还觉得有可能患上绝症呢？这不是太愚蠢了吗？

所以，别再为那些几乎不可能发生的事担忧了，因为担忧的事几乎不会发生。

将忧虑减半的方法

在谈论这一话题之前，假如你是一个精明的生意人，你也许会有这样的反应："真是太荒谬了，我在这一行已经做了几十年了，如果非说有谁知道这个问题答案的话，那除了我还有谁。现在居然有人对我说他能减轻我生意上百分之五十的烦恼，简直太可笑了！"

的确，对于生意人来说，可能他的忧虑来自如何获取利润、与人交涉。在做生意这一点上，他最有发言权。然而，任何人的忧虑，能解除的只有其自身。

我们都知道，不会抗拒忧虑的人心理会出现一些问题，为此，我们不妨抱着试一试的态度学习一下别人是怎么做的。

接下来，我们要说的也是一位生意人，他不仅成功地做到了消除50%的疑虑，还节约了从前用来开会的时间和其他生意上的问题。他就是西蒙出版社的一位高层主管——利昂·席孟金，他现在是设在纽约市洛克菲勒中心的袖珍图书公司的董事长。下面是他自己的论述。

15年来，我每天都在重复着让我感到痛苦的生活：每天，我都要把一半的时间花在开会和讨论问题上，要讨论我们是否该这样做或者那样做，还是什么都不管。一到开会时间，我们就会变得分外紧张，我们在椅子上坐立不安，在办公室里踱来踱去，我们各自发表自己的看法，不停地围着整个会议室绕圈子。一到晚上，我感觉整个人都快累得虚脱了。

我原本以为，我的下半辈子就只能这样过下去了。而且我已经这样生活了15年，并不认为我能找出更好的办法。假如有人对我说，你能减去四分之三会议所需的时间，同样，我们四分之三的忧虑也能解决掉，那么，我肯定认为他是一个睁着眼睛说瞎话的人，简直是毫无头脑的过度乐观主义者。然而，我真的做到了，我也逐渐根据我拟出的计划开始努力。现在，我使用这一办法已经七年时间了，无论是从我的工作、我的健康以及我的快乐，都让我收获了很多意想不到的好处。

你是否认为我在变魔术呢？然而，事实就是如此不可思议。如果你能掌握这件事是怎样做的，一切就简单多了。

下面就是我在这件事上所有的秘诀：

第一，我马上停止了15年来开会时的程序。以前，每次一开会，我那些同事就会把问题的细节报告一遍，然后丢给我一个问题："我们该怎么办？"

第二，我在开会时候定下了一个任何人都必须遵守的规矩。任何一个把问题拿来问我的人，同时还要交上来一份书面报告，并在报告中列举四个问题，然后还要附上答案。

问题一：究竟出了什么问题？

之前，这种会议会耗费我们一两个小时，但是即便会议结束，我们依然不知道我们面临的问题究竟是什么。

问题二：为什么会出现这样的问题？

我回想过去会议上的事，十分惊奇地发现，以前我在这种所谓的以解决问题为宗旨的会议上浪费了太久的时间，却没能够清楚构成问题的基本要素是什么。

问题三：这一问题还能找到什么解决方法？

在以前我们开的会议中，通常是面对问题，一个人提出一种解决方法，另外一个人会与之辩论，然后对于无法认同的部分，两人会起争执，甚至发火，到最后，他们就会岔开话题，甚至与原本要商讨的问题完全沾不上边。而在会议结束后，我们的问题还是没有找到解决的办法。

问题四：你建议用哪一种方法？

从前与我一起开会的人，会花好几个小时的时间为某种情况忧心，不停地兜圈子，他们从没有想过所有可能的解决方法，然后写下来，并标明这是他的意见。

现在，让我感到高兴的是，我手底下那些员工们很少拿着问题来找我了。为什么呢？因为他们发现，只要认真写下上面的四个问题，我们就会努力寻找所有的事实，并将所有的问题认真考虑，当他们做完这些工作以后，就会发现，原先困扰他们的问题的答案就自己跳出来了。而针对有些必须要跟我商量的问题，所耗费的时间也只不过是从前的三分之一。因为讨论的过程完全秩序化了，最后得出的结论也十分明智。

现在，袖珍图书公司的办公室里，大家都和我一样，再也不会把时间浪费在担心和讨论问题，而是更注重解决问题。

使用类似方法的，还有美国了不起的保险业巨子弗兰克·贝特吉尔，现在的他不仅减轻了生意上的忧虑，而且收入倍增。下面是他自述的故事。

在很多年前，当我刚开始进入保险行业的时候，我对自己的工作充满了信心和热情。不过后面发生了一些事情，让我开始颓丧，我对自己失去了信心，我开始看不起自己的工作，那段时间，我甚至都想到了辞职。可是在某一天的早上，那天是周六，我静静地坐下来思考自己的问题：

（1）我首先问自己：我遇到的问题是什么？

我的答案是：我拜访过那么多的客户，可是我的业绩并不够好。表面上看，我似乎跟那些潜在的顾客谈得很好，但是一到要成交的时候，情况就发生变化了。那位顾客就这样敷衍我："啊，我还是再想想吧，贝特吉尔先生，你有时间再过来吧。"我天真地还去找这位顾客，浪费了不少时间，可是并没有成交，这让我更颓废了。

（2）我问自己：有没有什么可能的解决办法？

要知道问题的答案，我需要先了解以前的销售情况记录。然后，我拿出了过去12个月的记录表，仔细看着上面的数字。

结果，我发现了惊人的一点：在我所卖的保险里，大概有70%是第一次与客户约见时就成交的；大概有23%，是在第二次见面时成交的；剩下的7%，是在第三次、第四次甚至是更久才成交的。发现这一点，让我觉得十分难过，因为我浪费了太多的时间。原来在我所有工作的时间内，有一大半的时间都浪费在了只给我带来7%收益的业务上。

（3）那么，答案是什么呢？

答案十分明朗，我马上将那些需要我进行第二次访问的业务停止了，把时间空余出来寻找新的潜在客户。结果实在太惊人了：在很短的时间内，我把平均每次赚2.8美元的业绩提高到4.27美元。

弗兰克·贝特吉尔是美国著名的人寿保险推销员，他现在每年的保险推销业绩高达100万美元。也许你从没有想到过他曾经几乎因为忧虑而放弃自己的事业。但最后他却因为懂得分析问题而逐渐步入成功。

生活中的人们，如果你为手头忙碌的工作而忧虑的话，那么，你可以寻找能将忧虑和忧虑问题减半的方法，让我们来重复一下这几个问题：

（1）问题是什么？

（2）问题的成因是什么？

（3）能解决问题的方法有哪些？

（4）你更建议用哪一种方法？

事实既然无法改变，就坦然接受吧

在漫漫人生中，你势必会遇到一些让你不快的事，它们要么是以这样的形态，要么是以那样的形态出现。我们也可以有所选择，比如把其当成一种无法避免的事实，并且努力适应它，当然，如果你不这样做的话，你也可以让忧虑来主宰你的生活，然后为此付出代价，比如睡眠问题等，最后你的生活只会被忧虑毁了，你自己也可能会精神崩溃。

心理学家、哲学家威廉·詹姆斯为我们提出忠告："勇于接受那些必然发生的情况，接受发生的所有事实，这是克服随之而来的任何不幸的第一步。"

在荷兰的阿姆斯特丹市，有一座宏伟的大教堂，它建于15世纪。教堂内有一句很醒目的题词："事已至此，别无选择。"这句话在告诫世人，当厄运或不公正的待遇降临到人们头上时，如果无法改变它，就要学会接受它、适应它。

命运是个让人琢磨不定的怪物，它的性格喜怒无常。它会出人意料地给人带来惊喜，同样也会毫无来由地给人带来可怕的灾难。面对惊喜，每个人当然乐意笑纳，但面对灾难或不公平的待遇时，如果人们无法承受，它就会占据人们的心灵，让人们失去欢乐，永远生活在它的阴影里。

曾经有一对孪生兄弟，哥哥叫伊恩，弟弟叫杰森，兄弟二人帅气十足，但命运是不公的，他们遭遇了一场火灾事故，所幸消防员从废墟里扒出了他们兄弟俩，他们是那场火灾中仅存下来的两个人。

兄弟俩被送往当地的一家医院，虽然两人死里逃生，但大火已把他俩烧得面目全非。"多么帅的小伙子。"认识他们的人为兄弟俩惋惜。杰森整天对着医生唉声叹气，觉得自己成了这个样子，以后如何见人，如何在这个世界上生活？杰森无法接受眼前的现实，无法活下去的念头从他的思想走进了他的潜意识，他总是自暴自弃地重复着一句话："与其这样还不如死了算了。"伊恩努力地劝说杰森："这次大火只有我们得救了，这说明我们的生命尤为珍贵，我们的生活最有意义。"

兄弟俩出院后，杰森还是无法面对现实，他开始吃不下睡不着，然后偷偷服了50片安眠药，离开了人世。伊恩却艰难地生存了下来，无论遇到多大的冷嘲热讽，他都咬紧牙关挺了过来，他一次次地暗示自己："我的生命价值比谁都高贵。"后来，他当了一名货车司机。

一天，伊恩仍像往常一样送一车棉絮去加利福尼亚州。天空下着雨，路很滑，他把车开得很慢。此时，他发现不远处的一座桥上站着一个人。伊恩紧急刹车，汽车滑进了路边的一条小水沟里。他还没有靠近那个年轻人的时候，年轻人已经跳进了河里。年轻人被他救起后又连续跳了三次，最后一次伊恩自己差点被大水吞没。

后来伊恩才知道，他救的是位亿万富翁。亿万富翁感激他给自己第二次生命，并和伊恩一起干起了事业。伊恩从一名积蓄不足10万元的司机，凭着自己的诚信经营，发展成了一名拥有3.2亿元资产的运输公司的董事长。几年后医术发达了，伊恩用挣来的钱整好了自己的面容。

一对孪生兄弟，为什么命运如此不同？因为他们的心态不同，面对毁容，弟弟杰森无法接受，选择自杀结束了自己的生命，而伊恩却始终告诫自己，自己的生命价值比谁都高贵，他努力活了下来，后来，他用同样的信念救了另一位轻生的名人，从而改变了自己的命运。

很多时候，其实我们都忽略了自身承受灾难和悲剧的能力，也许你认为自己做不到，但实际上，在你的内心，你的力量坚强得惊人，只要我们挖掘出来，就能克服一切困难。

假如我们遇到一些不可改变的事实就退缩，沉浸其中，或者是加以反抗，那么我们也无法改变事实，但是你可能没有想到的一点是，这种情况下我们应该改变自己。

的确，尘世之间，变数太多。事情一旦发生，就绝非一个人的心境所能改变。伤神无济于事，郁闷无济于事，一门心思朝着目标走，才是最好的选择。相反，如果跌倒了就不敢爬起来，不敢继续向前走，或者决定放弃，那么你将永远止步不前。

诗人惠特曼说："面对黑暗、风暴、饥饿、意外的挫折，我们应该像树木一样顺其自然。"接受现实，是我们走向乐观的第一步。在诸事不顺的环境中，发现现实存在的合理性、点滴变通的可能性，才能坚定信念，迎接成功的到来。

放下悲伤，接受现实，才能重新起航。朋友，别以为胜利的光芒离你很遥远，当你揭开悲伤的黑幕，你会发现一轮火红的太阳正冲着你微笑。请用一秒忘记烦恼，用一分钟想想阳光，用一小时大声歌唱，然后，用微笑去谱写人生最美的乐章。

无论是谁，他们的精力都是有限的，他不可能既反抗那些已经无法抗拒的事实，又能利用这些情感和精力去创造更好的生活，你能做的只是选择其一，面对生活中的暴风雨，你可以弯下自己的腰，选择顺从，保护自己，你也可以继续顽强地反抗它，不过你会被摧折。如果你为此忧虑，你首先要做到：学会接受那些无法改变的事实。

第 5 章

轻松减压，调适自己的心态和节奏

随着社会竞争越来越激烈，身处这个纷繁复杂的社会环境中，每个人都会感觉到压力。不同程度上的心理压力，会引起人的身心疾患。轻者会引起一个人心理上的不健全，更有甚者会引起一些重大疾病，由此可见，消除这些心理压力刻不容缓。要想健康地生活和工作，就要学会一些缓解心理压力的急救术，有助于调节自己的心理，营造一种健康积极的生活状态。

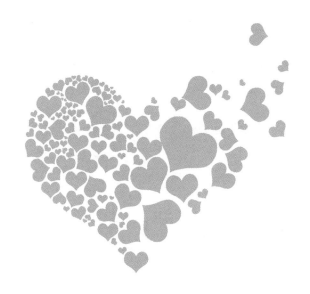

自我反省，思考自己的生活方式

现代社会，随着生活节奏的加快，竞争日趋激烈，经济压力逐渐增大，人们穿梭于闹市之间，面临生活中的许多危机，以至于无法平静自己的内心，有些人难以调适自己的内心而产生心理问题，长此以往的消极应对及负面情绪会使个体出现诸如焦虑、抑郁、神经衰弱、轻度躁狂等心理疾患，不但影响自己的生活、工作，也会对家人造成不必要的"伤害"。

对此，你不妨静下心来反省一下你的生活方式，要知道，只有独处的时候，我们才更接近自己的灵魂，从而帮助我们认识到另一个自我，这是信仰的开始，是省悟的开始。反省，给自己一个舒缓神经的机会，这样，我们才能收拾好心情继续上路。

小李是一名普通的汽车修理工，生活虽然勉强过得去，但离自己的理想还差得很远，他希望能够换一份待遇更好的工作。有一次，他听说省城一家汽车维修公司在招工，便决定前去试一试。他星期日下午到省城，面试的时间是在下星期一。

吃过晚饭，他独自坐在旅馆的房间中，把自己经历过的事情都在脑海中回忆了一遍。突然间，他感到一种莫名的烦恼：自己并不是一个智商低下的人，为什么至今依然一无所成，毫无出息呢？

想着想着，他发现自己根本无法入睡，他干脆取出纸笔，写下了4位自己认识多年、薪水比自己高、工作比自己好的朋友的名字。其中两位曾是他的邻居，现在已经买房买车，另外两位是他以前的老板。他扪心自问：与这4位相比，除了工作外，自己还有什么地方不如他们呢？是聪明才智吗？凭良心说，他们实在不比自己高明多少。经过很长时间的反思，他终于悟出了问题的症结——自己性格情绪的缺陷。在这一方面，他不得不承认比他们差了一大截。

虽然已是深夜3点了，但他的头脑却出奇地清醒。觉得第一次看清了自己，发现过去很多时候不能控制自己的情绪，例如爱冲动、自卑，不能平等地与人交往等。

整个晚上，他都坐在那儿自我检讨。他发现自从懂事以来，自己就是一个极不自信、妄自菲薄、不思进取、得过且过的人；他总是认为自己无法成功，也从不认为能够改变自己的性格缺陷。

于是，他痛下决心，自此而后，决不再有不如别人的想法，决不再自贬身价，一定要完善自己的情绪和性格，弥补自己在这方面的不足。

第二天早晨，他满怀信心地前去面试，顺利地被录用了。在他看来，之所以能得到那份工作，与前一晚的感悟以及重新树立起的这份自信不无关系。

在走马上任的两年内，他在业内逐渐建立起了好名声，人人都认为他是一个乐观、机智、主动、热情的人。在后来的经济不景气时，每个人的情绪因素都受到了考验。而此时，小李已是同行业中少数可以做到生意的人之一了。公司进行重组时，分给了他可观的股份，并且加了薪水。

小李整个生活状态的改变就是来自一个失眠夜晚的反省。那么，对于当下的生活状态，你是否满意呢？你是否感到压力太大、常常失眠多梦或者紧张不安呢？如果你也是如此，不妨也做一个自我反省吧。

不得不说，随着生活节奏的加快，竞争愈加激烈，人们的压力也越来越大，然而，假如不能很好地认识自己，不知道自己所真正追求的是什么，不知道人生的目标，那么，就很容易迷失自己，为了避免上述种种情况的发生，我们每一个人都应该正确地认识自己，意识到每个人都有自己的长处和短处，都有自己拥有的而别人却没有的东西，都有属于自己的幸福。只有这样，才能以平静的心态坦然地面对生活。

挖掘压力的根源，调整自己的心态

随着社会竞争的日趋激烈，人们面临的压力越来越大，普遍感觉到生活不快乐、烦躁和痛苦。不堪背负的生活之重往往压得我们喘不过气来，因而在生活中，总能听到周围的人在不停地喊累，但却无法休息下来，生活就是如此，我们无力改变，唯一能做的便是学会卸下身上的重担，从根源上认识压力，调整好心态，轻松面对未知的每一天。

就像大多数女孩子一样，小雅读完了中学，大学，毕业后参加工作，每天忙忙碌碌的生活让她过得非常充实。可是，突然有一天，她发现身边的女孩子不是在热恋中，就是已经身为人母了，而28岁的她依旧是一个人，顿时，她感觉压力倍增。更重要的是，父母每天的唠叨，也让她很烦。原来总是能一觉到天亮的她开始失眠了。

不是小雅没有人追，以前她总是觉得自己年龄还小，不是谈婚论嫁的时候，所以从来没有认真去考虑。即使父母多次催促，她也总是淡然地说一句"我知道"而敷衍过去。而今比她小的女孩子都结婚了，环视四周，只有自己是一个人的时候，她觉得是该考虑这个问题了。

可是，恋爱婚姻这种事情需要一定的缘分。她也试着和身边的追求者接触，可是没有一个有那种特别喜欢的感觉。父母开始催促，朋友们也忙着介绍，可是见来见去，没有一个人能给她所想要的那种生活，小雅烦恼不已，婚姻成为她的一个大包袱，她的失眠情况也越来越严重。

转眼一年又过去了，29岁的年龄让小雅有点不知所措。身边的亲戚朋友也会时不时询问，每每提及这个话题，小雅都感觉到痛苦不已。因此，她每天除了上下班外，几乎很少外出，很少和朋友们聚会，连她最亲的姥姥，她也很少去探望。

但是，这并没有减轻小雅的痛苦，她经常整夜睡不着，她反复思考自己为什么不能和别人一样组建家庭。而在家里，妈妈总是在不停地唠叨，还时不时逼着她跟这个王大妈的儿子相亲，跟那个张阿姨的侄子见面。似乎她是卖不出去的蔬菜一样，再不出售就要过了保质期似的。为此，她跟妈妈发生了很多次争吵。

小雅无助地质问自己："这到底是怎么了，难道长大有错吗？"现在的她痛苦不已，满脑子都是恋爱婚姻。下了班不敢回家，不敢见亲戚朋友，恨不得有个地洞钻进去。有时候，她想：要是死了多好，一了百了。

故事中的小雅从刚开始的失眠到后来出现轻生的想法，原因是大龄的她没找到适合的对象，倍感压力，同时，亲戚朋友的关怀在一定程度上增大了她的压力，再加上来自父母的催促，让她背负不住婚姻给予的压力。

事实上，现代社会，人人都感到前所未有的压力，而我们只有学会调节自我，卸下压力，才能轻松生活，那么，究竟如何才能做到呢？

1.要对自己有个清晰的认识

生活中，很多人对自己的认识不清晰，总觉得自己了不起，因而对自己提出了很高的要求，结果自己的能力有限，往往达不到预先的效果，备感压力。他们因此对自己很失望，感觉不快乐。因此不管在做什么事情，都要对自己有个清晰的认识，不要对自己有过高的期望，这样你就不会为了让自己满意而背负过重的压力了，否则你只能在哀怨中对自己失去信心。

2.抱负和理想务必切合实际

小时候我们谈到自己理想的时候，往往说得越离谱，越能表现你是个有前途的人。可是长大后，你才发现，很多事情并不是像自己想的那样。因此，给自己定目标的时候，一定要切合实际，千万不要天马行空，好高骛远，否则，你给自己背负了过于沉重的压力，又怎么会开心起来？要知道你已经不是抱着理想的小孩子，而是要通过自己的抱负来实现自身价值的成年人了。

3.学会适当调整自己的心态

当你遭遇了失败和挫折之后，一定要调整自己的心态，千万不要在欲望的驱使下，不择手段地走错误的路。这样，你不但不会快乐、不会开心，甚至还会把你自己逼疯。要适当地调整自己的心态，对失败和挫折要有清晰的认识，失败和挫折同时会激发你的斗志，千万不要因此而否定自己。你越消沉，越对自己失望，你的压力会越大。

4.要适当向生活和自己妥协

尽管我们在祝愿别人的时候常常说"心想事成"，可是生活毕竟是生活，是不可能事事让你心想事成的。所以，对于我们来说，如果你心里想的事情根本就没有办法实现，那么不妨适当向生活妥协，向自己妥协。这样，你少了很多压力，便会多了几分轻松和快乐。否则，和生活较劲，最终输掉的还是你自己。

可见，生活本身是美好的，只是我们给予自己太多的纠结，仔细想一想，完全没有这个必要。让自己活得轻松一些不好吗？如果你感到压力太大，不妨了解压力的根源，学会卸下负担。

向他人倾诉，能帮你迅速疏解压力

正如心理学家指出的，每个人都应该学习一些有效的心理减压方法。这样做，不但能够减轻这些不良事件对当事人的心理伤害程度，而且可以帮助我们身边的人更好地处理这些不良事件，何乐而不为呢?

工作生活中，当你遇到各种压力时，或是感觉自己承受着过大的心理压力时，那就不妨试试倾诉法。心理学家认为正确适当地倾诉自己的烦恼，可以帮助我们宣泄内心的压力，但值得注意的是，要注意自己的方式和方法，否则会造成新的人际关系问题，从而带来新的烦恼。因此，在运用这种方法时，要注意以下几点:

1.交几个知心朋友

"千里难寻是朋友，朋友多了路好走""朋友是自己成功的阶梯""朋友是人生中宝贵的财富"这些话都说明了朋友对我们的重要性，也说明了我们对友情的渴望。两个亲密的朋友会无话不谈，即使是在很远的地方也能够感觉到彼此之间的存在，会互相帮助，共同成长。打个比方说，当你不小心割伤了手指时，你一定会立刻找创可贴。当你遇到什么不开心的事情的时候，你肯定是需要有人在旁边支持你，给你打气。要处理好压力，那你必须要有强大的"后备力量"。也就是说，我们只有具备几个可以掏心掏肺的知己，才能在需要他们时，让他们挺身而出。

事实上，日常生活中也充满了交友的机会。例如在每天上班搭乘的公交车里、在图书馆中、在公园中遛狗时……我们经常可以在合适的时刻与人交谈。若有机会（例如两人每天上班必须搭同一班车），双方就可以进一步成为朋友。即使没有机会，一个微笑、一句问候的话，都可以带给自己和别人一些温暖，让这世界变得美好些。

2.注意选择倾诉的对象

当我们感觉到自己内心承受一定压力时，要学会适当的倾诉，但一定要注意自己所选择的对象。有些时候造成我们内心压力的是一些不能向外人倾诉的隐私问题，因此，这就要求我们选择一些能够替自己严守秘密的朋友，可以是同性也可以是异性，但前提是能够确保这些东西不会被泄露出去。只有选择对了倾诉对象，才不会给你以后的生活增添新的烦恼。

随着社会的发展，人与人之间的关系变化异常紧张，多数人会选择不认识的人作为自己的倾诉对象。比如，在网上对网友倾诉等。这种方式既可以有效地释放自己内心的压力，又不会担心日后自己所说的话对自己造成不利的影响。

3.倾诉的频率

在倾诉对象的问题上，有些人不喜欢选择陌生人，他们往往会选择一些自认为比较亲密的人。不管选择什么样的人，都需要注意自己的倾诉频率，不能太过于频繁。如果你经常在某人面前唠叨同一个问题的话，心理上会给人带来厌烦的感觉，可能前几遍别人会认真对待，再往下讲的话，对方也只能抱着敷衍的态度。更有甚者会引发双方关系紧张，为自己带来新的心理负担。

4.主动调整自己的不良情绪

当你向他人倾诉自己的烦恼与压力时，面对着对方的开解与安慰要主动调整自己的思维方式，顺着开解者的思维思考问题。俗话说，旁观者清，当你身陷谜团的时候，你可能无法全面了解当前的情形，因而内心会出现这样那样的困惑，所以当你把内心的愤懑之情宣泄出来以后，学会接纳别人的意见和建议，效果就会更加明显。

面对来自工作和生活中的压力，我们只有学会积极主动地化解内心所承受的压力，才能保证身心的健康发展，从而为自己创造高质量的生活。如果你还在为一些事情感到心烦意乱，那么就大胆把内心的苦恼说出来吧，相信一定会有一个好心情来面对以后的工作和生活。

累了，就好好睡一觉

我们都知道，快乐的情绪可以成为事业和生活的动力，而恶劣的情绪则会影响身心的健康。然而，现代社会，人们为了生活，四处奔波，工作和生活的压力常常使得我们喘不过气来。人们急切地希望寻找到一种能帮助自己减压的方法。于是，市场上各种付费方法就应运而生了。如，维生素药剂，各种放松疗法等，我们不能否定这些疗法的功效，但最好的养生方式是睡觉。

哲学家尼采曾说过这样一段话："当你深陷自我厌恶中时，当你开始厌烦周围的一切时，当你做什么都感到疲惫不堪时，你该做什么来调整自己呢？赌博？宗教？时兴的放松疗法？维生素药剂？旅行？饮酒？不！好好吃个饱饭，然后睡个饱觉，比平时多睡一会儿，这才是最好的方法。当你醒来、睁开眼睛后，你会发现自己焕然一新，充满力量。"

这里，尼采阐述最好的减压方法就是睡觉。尼采的观点是，当我们感到身心俱疲时，给自己多一点时间睡觉，我们就能快速恢复、获得力量。这是因为，在睡眠期间，人体各脏器会合成一种能量物质，以供活动时用；由于体温、心率、血压下降，部分内分泌减少，使基础代谢率降低，也能使体力得以恢复。

那么，人为什么要睡觉？几乎每个人在忙碌了一天之后，都要香香地睡上一觉。人要睡觉是一种生理反应，是大脑神经活动的一部分，是大脑皮质内神经细胞继续兴奋之后产生了抑制的结果。当抑制作用在大脑皮质内占优势的时候，人就会睡觉。人们在生活中，有工作，有休息，在神经活动中，有兴奋，有抑制。抑制是为了保护神经细胞，以便让它重新兴奋，让人们继续工作。

可以说，良好的睡眠将使大脑受益。关于睡眠与其他有感知的技能之间的关系仍在继续研究中。德国卢比克大学的詹·伯恩和他的同事们曾经做过一项研究，研究表明为什么睡眠往往给人们带来比较好的结果。被研究的对象有106名，他们让这些人通过简单但却十分枯燥的一连串数字转换为另外一串，而这些人并不知道的是在这当中有个隐藏的计算诀窍，可以让他们大大缩短反应时间。而夜间良好的睡眠将参与者发现这种诀窍的概率从23%提高到了59%。可见，睡眠是非常重要的。

好好睡觉就是治病，可以修复身体机能，保护心脏。然而，睡个好觉，已经成了很多人的"奢侈品"。据统计，目前我国睡眠障碍患者约有3亿，睡眠不良者竟高达5亿人！美国国家睡眠基金会一项调查则指出，现代人的睡眠比生活在19世纪初的祖父母们要少2小时12分钟。

高品质的睡眠是抵抗疾病的第一道"防线"。据德国《经济周刊》报道，缺乏睡眠会扰乱人体的激素分泌。若长期睡眠不足4小时，人的抵抗力会下降，还会加速衰老、增加体重。而哪怕只是20分钟的小睡，也能让你像加满油的汽车一样动力十足。法国卫生经济管理研究中心的维尔日妮·戈代凯雷所作的一项调查表明，缺觉者平均每年在家休病假5.8天，而睡眠充足者仅有2.4天。前者给企业造成的损失约为后者的3倍。

接下来，我们总结一下睡眠的好处：

1.睡眠有利心脏健康

研究人员对居住在希腊的23681人进行调查，结果显示，一周内至少有三次30分钟午睡的人患心脏病的风险降低了37%。此外，难治性高血压、糖尿病等，也都与睡眠密切相关。

2.睡得好，能让你更聪明

在睡眠状态下，脑细胞能量得到贮存，大脑耗氧量开始减少。醒后人的大脑思路开阔，思维敏捷，记忆力增强。德国睡眠科学家在英国《自然》杂志上撰文指出，好的睡眠质量还能增强创作灵感。

3.睡眠可以减压

研究表明，睡眠可以降低体内压力激素的分泌。每当感到压力大的时候，即使打个小盹，也能让你迅速释放压力，提高工作效率。

4.睡眠是最便捷、省钱的美容方式

人睡着时，皮肤血管完全开放，血液充分到达皮肤，进行自身修复和细胞更新，起到延缓皮肤衰老的作用。睡眠不足还会导致肥胖，药物减肥远不如睡个好觉更有效。

5.适当"多睡"是一味治病良药

在医院里，总能听到医生嘱咐病人要好好休息。俗话说

"七分调养三分治"，睡眠是这七分调养中最重要的内容。这是因为，当机体受到感染时，会产生与睡眠有关的化合物——胞壁酸，它除了诱发睡眠外，还可增强抵抗力，促进免疫蛋白的产生，因此睡眠好的患者病情痊愈也快。举例来说，高血压患者每天要保证7~8小时的睡眠，老年人可适当减少至6~7小时；对心脑血管患者来说，中午小睡30~60分钟，可以减少脑出血发生的概率。

6.睡眠还能延长寿命

正常人在睡眠时分泌的生长激素是白天的5~7倍。美国一项针对100万人、长达6年的追踪调查表明，每天睡眠不足4小时的人死亡率高出正常人180%，而充足的睡眠有利于延长人的寿命。

总之，睡眠可以消除身体疲劳。在身体状态不佳时，美美地睡上一觉，体力和精力很快会得到恢复。

无法热爱的工作，何必留恋

人活于世，任何人，都有自己的喜好，对于工作也是，做自己喜欢的事，才会产生源源不断的热情，才会有所成就。可想而知，始终做着自己无法热爱的工作，这是一种怎样的煎熬？

生活中，相信那些为了薪水却并不热爱工作的人都倍感压力，会对自己的能力产生怀疑、有无力感等，而高度的精神压力就有可能导致心理问题乃至心理疾病。为此，专业的心理咨询师给出意见，对于因对工作状态不满意而感到压力大的患者，首先应该调整自己的状态。

琳达现在已经是家连锁餐饮企业的老板了，现在的她，每天脸上都挂满笑容。而六年前，她只不过是旧金山一家快餐厅的侍应生，而她的丈夫保罗也只不过是一名交警。虽然那时候他们每天工作强度都不大，生活无忧，但是琳达并不快乐，她有自己的梦想——开一家冰激凌店，她做梦都希望能有自己的事业，那一段时间，她的脑海里总是在琢磨着辞职与否的事，为此，她失眠了，经常连续几天都不能合眼，保罗看出来妻子得的是心病，所以他劝妻子辞职。

随后，他们为开冰激凌店做了一些调查工作，但是他们并没有发现合适的机会。有一次，一个客人来店里吃饭，琳达无意中和他聊了几句，原来，对方是一家名为"酷圣石"的冰激凌店的老板。这引起了琳达的兴趣，经过数次的拜访和勘查，她和丈夫一致认为这就是自己长期以来所寻找的机遇。于是，他们便决定冒险投资。

当你进入琳达的这家冰激凌店之后，你会发现，琳达工作起来是如此热情洋溢。不论你什么时间去买冰激凌，他们总会有一个人在店里，与此同时，保罗还保留着警察这份职业。但他们确实是在享受自己所做的工作。

琳达的故事告诉我们，一份不适合自己的职业不会为你带来快乐，相反，却很有可能为你带来压力。所以只有做自己喜欢的事、投资自己热爱的事业，才会收获快乐，收获财富。

自古以来，无论做什么，兴趣都是孜孜不倦的动力。而很多成就卓著的人士的成功，首先得益于他们充分了解自己的爱好、兴趣，根据自己的特长来进行定位。但在对自己进行准确定位前，你需要做的就是果断地放弃自己现在所不擅长的事情。

同样，在现实生活中，我们只有热爱一份工作，才有动力，否则只会感到来自身心的压力，即便劳累一天，也内心坦然、睡得踏实。那么，对于工作，我们该怎样选择呢？

1.在选择前，你应该考虑自己的兴趣

有句话说得好："选择你所爱的，爱你所选择的。"为了培养你对工作的热情，在工作前，你应该考虑自己的兴趣。一般情况下，如果你真的不喜欢自己所做的事情，对它缺少积极性，那么不管你得到的回报有多高，都是不值得的。

2.选择之后，专注于你的工作

有一位画家，举办过上百次画展。在一次朋友聚会上，一位记者问他："你成功的秘诀是什么？"

画家说道："我小的时候，兴趣非常广泛，画画、拉手风琴、游泳样样都学，还必须都得第一才行。这当然是不可能的。于是，我闷闷不乐，心灰意冷，学习成绩一落千丈。父亲知道后，并没有责骂我。晚饭之后，父亲找来一个小漏斗和一捧玉米种子，放在桌子上，告诉我说：'今晚，我想给你做一个试验。'父亲让我双手放在漏斗下面接着，然后捡起一粒种子投到漏斗里面，种子便顺着漏斗漏到了我的手里。父亲投了十几次，我的手中也就有了十几粒种子。然后，父亲一次抓起满满一把玉米粒放到漏斗里面，玉米粒相互挤着，竟一粒也没有掉下来。父亲意味深长地对我说：'这个漏斗代表你，假如你每天都能做好一件事，每天你就会有一粒种子的收获和快乐。可是，当你想把所有的事情都挤到一起来做，反而连一粒种子也收获不到了。'20多年过去了，我一直铭记着父亲的教诲：每天做好一件事，微笑着坦然面对生活。"

对一个领域100%的精通，要比对100个领域各精通1%强得多。因此拥有一种专业技巧，要比那种样样不精的多面手更容易成功，以十五分的精力去追求你想得到十分的成果，它会带给我们真正意义上的收获。

其实，并不是所有行业都是妙趣横生，甚至无论你做什么，你都要忍受其枯燥乏味，在我们选择好领域之后，我们就要投入精力，要知道，工作都会因为工作环境的一成不变而变得枯燥乏味。可见，一件工作有趣与否，取决于你的看法，对于工作，我们可以做好，也可以做坏。可以高高兴兴和骄傲地做，也可以愁眉苦脸和厌恶地做。如何去做，这完全在于我们。

总之，一份不热爱的工作会为我们带来很多痛苦，尤其是心灵上的，并且，无论做什么事，没有热情的努力都是白费，也没有效果，有兴趣才会热爱，你才会珍惜你的时间，把握每一个机会，调动所有的力量去争取出类拔萃的成绩。

第6章

学习一些心理急救术，保持身心健康的必备方法

心理学家称，我们的意识决定了我们的行为、心态和语言等，而决定自己的潜意识的关键就是要控制你的思想。你在想什么，要变成一个怎样的人，都是由你的思想决定的，所以对于心理健康问题，我们也可以做自己的心理医生，只需要掌握心理急救术，你就能把自己培养成一个快乐、阳光、积极、坚强的人。

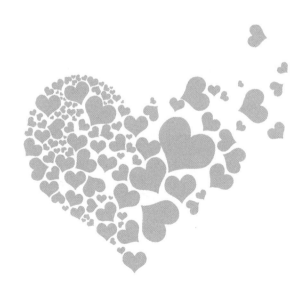

没什么大不了，凡事多往好处想一想

在我们生活的周围，有人生活得幸福美满，有人生活得痛苦；在创业过程中，有人做得风生水起，有人却怎么也不见起色。如此大的差别究竟从何而来？仔细推敲，我们不难看出，前者拥有积极的意识，他们凡事都往好处想，而后者总是悲观失望。人生短短数十载，困难和挫折都在所难免，我们不能预知未来，但我们可以以一颗坦然的心面对现在。只要做到积极乐观、永不绝望，就一定能渡过逆境。

现代心理学认为，生活中我们每个人随时随地都在接受暗示，积极的暗示会被我们的潜意识接受，在重复的暗示后，就会产生积极的心态。而如果给潜意识输送的是负面信息，就会产生消极的心态。所以，心理学家告诉我们，遇事我们如果都能往好处想一想，就能激发自己在困难中的潜能，就能顺利渡过难关。

可以说，人与动物很大的区别在于人会复杂地思考。你只有积极思考，表现得自信满满，才可能突破眼前困境，事实上，很多时候，事情远没有你想象得那么糟糕。确实，你总是容易变得低落，那是因为你还没碰到最糟糕的事情，当你遇到挫折时，你想想这是不是最糟糕的？问问自己还有没有办法解决或缓解？

的确，每个人都会遇到挫折与失败以及不幸的经历，但以什么样的心态面对，不仅决定了他最终成功与否，更决定了别人对他的看法，一个坚强、不屈服的人总是那么令人敬佩，不知不觉，我们会被其顽强的毅力所折服，而如果你一遇到挫折与困难，不是躲避就是哭泣，这样懦弱的人，当别人"借给你肩膀依靠"或者安慰你时，也在心底产生了这样的想法：果然是一个不成熟的孩子，这么点挫折都受不了！

我们每个人都应该学会在日常生活中培养自己乐观的精神，无论遇到什么事，都不要忧郁沮丧，无论你多么痛苦，都不要整天沉溺于其中无法自拔，不要让痛苦占据你的心灵。事实上，积极的思维方式在人生事业中也起着重要的作用。而积极的思维方式包括：遇事积极乐观、有理想、努力、怀着一颗感恩的心、善待自己、善待他人等。

为此，你需要明白的是，一个成熟的人应有一定的承受挫折的能力，无论前面是什么路，自己都应该勇敢地走下去。可能有的时候你会对灾祸和挫折心存侥幸，总是会想，概率这样小的事情，怎么会发生在我身上呢？但是纵使挫折发生的概率是百分之一，而这百分之一落在你的头上就是百分之百。有一位作家说："顺利是偶尔的，挫折才是人生的常态。"人生的路上，避免不了遇到挫折，战胜挫折，赢得别人的尊重，就必须拥有一个积极的心态。

当然，在挫折和失败面前，我们难免会产生一些情绪，但我们必须及时调整。心理学研究发现，一个人若对自己持正面的看法，那么，他就能对自己做积极的自我催眠，就能始终对未来产生乐观的看法和态度，那么，他这辈子不会离幸福太远。因此，我们常常说，成功往往只会青睐那些有积极心态的人。

生活中，你也可能遇到某些困难，遇到某些不顺心的事，你可能会因此变得沮丧。其实，你应告诉自己，困境是另一种希望的开始，它往往预示着明天的好运气。因此，你只要放松自己，告诉自己希望是无处不在的，再大的困难也会变得渺小。为此，当你情绪消极时，你可以这样暗示自己，"再大的困难，我也能挺过去！""我就不信我战胜不了你！"

有人说，思维方式决定一切，这话是很有道理的，不同的思维方式会传达给潜意识不同的信息，想法是积极正面还是消极负面，都会改变你看问题的角度，而从不同的角度看问题，结果往往有很大差异，正所谓"横看成岭侧成峰，远近高低各不同。"总之，只要是抱着乐观主义的态度，必定是个实事求是的现实主义者。而这两种心态，是解决问题的孪生子！

心头的重负，才真的让人身心俱疲

人生苦短，有喜就有悲，正如天气有晴有阴一样，阳光不会一直照耀着我们。生命之旅也不会一帆风顺，总会有羁绊出现。那些羁绊、不如意，难免会使我们的心头产生重负，但如果我们在人生的路上行走时，一直放不下，那么，我们的世界将充满灰暗，我们也会感到身心俱疲。事实上，无论过去发生了什么，我们都要宽待自己，都要做到不念过去，朝前看，只有这样，我们的旅途才会充满阳光。

的确，一个人的生活快乐与否，完全取决于个人对人、事、物的看法。因为，生活态度是由思想造成的。如果我们能积极向前，想的都是欢乐的念头，我们就能欢乐；如果我们想的都是悲伤的事情，我们就会悲伤。的确，人生在世，快乐地活着是一生，忧郁地过也是一生，是选择快乐还是忧郁？这完全取决于做人的心态，正确的做法就是不断地培养自己乐观的心态，远离悲观，它既是一种生活艺术，又是一种养生之道。

我们再看下面一个故事。

从前，在一座古寺庙里，有一位德高望重的老禅师叫法正，他所在的寺庙常年香客络绎不绝，因为大家都前来找他答疑解惑，或者拜他为师。

一天，古寺里来了几十个人，这些人面目可憎，他们都告诉禅师自己活得很辛苦也很痛苦，希望禅师能给他们指点迷津，摆脱痛苦。

法正禅师听说他们的痛苦后，笑着对他们说："我屋里有一堆铁饼，你们把自己所仇恨的人的名字一一写在纸条上，然后一个名字贴在一个铁饼上，最后再将那些铁饼全都背起来！"大家不明就里，都按照法正禅师说的去做了。

于是那些仇恨少的人就背上了几块铁饼，而那些仇恨多的人则背起了十几块，甚至几十块铁饼。

一块铁饼有两斤重，背着几块铁饼的人，背上就有几斤重，而那些仇恨重的人，身上则有几十斤重，这些人背着铁饼，难受至极，不到一会儿，就大喊受不了："禅师，能让我放下铁饼来歇一歇吗？"法正禅师说："你们感到很难受，是吧！你们背的岂止是铁饼，那是你们的仇恨，你们的仇恨你们可曾放下过？"大家不由得抱怨起来，私下小声说："我们是来请他帮我们消除痛苦的，可他却让我们如此受罪，还说是什么有德的禅师呢，我看也就不过如此！"

法正禅师虽然人老了，但是却耳聪目明，他听到了，一点也不生气，反而微笑着对大家说："我让你们背铁饼，你们就对我仇恨起来了，可见你们的仇恨之心不小呀！你们越是恨我，我就越是要你们背！"有人高声叫起来："我看你是在想法子整我们，我不背了！"那个人说着当真就将身上的铁饼放下了。接着又有人将铁饼放下了。法正禅师见了，只笑不语。终于大部分人都撑不住了，一个个悄悄地将身上的铁饼取些出来扔了。法正禅师见了说："你们大家都感到无比难受了，都放下吧！"大家一听立即就将铁饼放了下来，然后坐在地上休息。

法正禅师笑着说："现在，是不是觉得轻松多了？其实，你们的仇恨就好像那些铁饼一样，你们一直把它背负着，因此就感到自己很难受很痛苦。如果你们像放下铁饼一样放下自己的仇恨，你们也就会如释重负，不再痛苦了！"大家听了不由得相视一笑，各自吐了一口气。

法正禅师接着说道："这些铁饼，你们才背了一会儿就感到难受至极，那么，如果背一辈子呢，怎么受得了，而现在，你们心中还有仇恨吗？"大家笑着说："没有了！你这办法真好，让我们不敢也不愿再在心里存半点仇恨了！"

在我们的生活中，不少人都把曾经的仇恨、悲伤、嫉妒等各种情绪放在心上，但这些负面情绪，正是让我们劳累的重负，如果你不愿意放下，那么，就是跟自己过不去，就是让自己受罪。如果你心头有重负，不妨放下吧，你会发现，你就像卸下了一块大石头一样轻松。

其实，我们每个人都有过去，甚至大多数时候，这些过去是悲伤的，只不过有的人愈合得天衣无缝，有的人留下累累疤痕，有的人在小小的刺激下，就面目全非，我们可以受伤，我们可以流血，但我们要在最短的时间内医治好自己的伤口，尽可能整旧如新。

尘世之间，变数太多。事情一旦发生，就绝非一个人的心境所能改变。伤神无济于事，郁闷无济于事，学会调整自己的心态，才是最好的选择，我们每个人都要学会做自己的心理医生，学会将心头的重负卸下来，只有这样，才能找到快乐，获得幸福。

挖掘痛苦的根源，获得心理的健康

研究发现，很多有精神问题的患者患病是有一个过程的，他们的潜意识中长期存在一些被压抑的情绪体验，或者曾经受到过某种心灵的创伤，并且，这些焦虑症状早以其他形式体现出来，只是患者本人没有重视自己的情况。

为此，我们建议，要保持心理健康，首先要找到心中痛苦的症结。

小刘是一名品学兼优的学生，他马上就要硕士毕业了，但一直以来，他的心里都有解不开的结，他很不合群，总是莫名其妙地悲伤，他也不知道什么原因。最近，他在网上无意间发现，催眠是一项神奇的技术，也许可以帮助到自己。

　　于是这天，他找到了催眠师，在催眠师的引导下，他进入了催眠状态，并道明了自己心中的苦楚。原来事情是这样的："以前我的人际关系很好，即使现在，其实大家也不讨厌我，我一直比较乐观阳光，只是一件事，我很痛苦，就是自己是乙肝病毒携带者，我因此一直自卑担心自己即使念到硕士，也还是找不到工作，我是从山沟里走出来的，怕父母失望。这病是我经过的最痛苦的事情了。"

　　原来事情是这样的，在利用催眠法找到了小刘的症结之后，等小刘从睡梦状态清醒后，催眠师继续说："其实，小刘，你知道吗，你的这件事根本不算什么，前些天，我就知道在你们学校，有个男孩出车祸了，居然一夜之间成了残疾人，其实，你比他幸福得多。不过我很荣幸，今天你能把这些话都告诉我。你可以多去孤儿院、敬老院去看看，去感受真实世界的生活，半个月以后，你再来找我。"

　　按照催眠师的话，半个月以后，小刘又来到了催眠室，但是此时的他好像完全变了一个人似的，精神状态好很多了，他还告诉催眠师，原来这个世界上比他悲惨的人太多了，自己的事根本不值一提，最近，他已经提前和一家外企签约，新生活很快就来了。

　　这则故事中，催眠师通过催眠方法找到了小刘产生痛苦心理的根源，然后进行心理疏导，进而让他摆脱了痛苦的心理。

心理学家指出，心理催眠能放松人的身心，让人进入无意识状态，求助者能把自己的身心完全交给催眠师，把催眠师当成最信任的人，进而愿意将心底所有的秘密告诉催眠师，并愿意接受催眠师的意见和指导。

事实上，很多数据和事实一再说明这样一个令人感到遗憾和痛心的现象：有心理障碍甚至是心理疾病并最终想不开的人，大多数都从来没有寻求过心理帮助。我们发现，在现实生活中，一些人之所以选择轻生，就是因为他们有过多的心理压力而又不选择倾诉。多数人会回避自己的心理问题，不去勇敢地正视和面对它，没有积极地进行规范治疗，结果导致悲剧事件屡屡发生。

弗洛伊德曾说，人都是有人格的，人们现实生活中的人格是"转换模式的集成"，人也都是有本我的，一个人的本身代表就是本能欲望，我们要根治心理疾病，是不能消除欲望的，在这样的情况下，我们也就只能删除人的"转换模式"，然后，我们能重新塑造出一个人的人格，也可以说，重塑人格是解决所有问题的关键，只有做到这一点，一个人才会否定从前的自己，肯定现在的自己，才能重新为人。

因此，我们要获得心理上的健康，就要找到心理问题的症结，方法有很多，我们可以进行自我暗示，可以自我催眠，可以回忆，但无论如何，要想塑造全新的自我，就要愿意改变并真正做出实际努力，这样，每个人的心理问题都是可以被治愈的。

要保持身心健康，必须学习一些心理急救法

我们都知道，现代社会，越来越多的人出现了心理上的亚健康状态，为此，近年来，越来越多的人开始接触并学习自我心理治疗。中国人也常说，防患于未然，任何事都要居安思危，也就是说，最好在问题发生前就找到预防措施，这是解决问题的根本。这就好比婴儿在刚出生时会接种很多种疫苗，因为父母知道，与其花很多钱去治病，还不如做好疾病预防工作。然而，让现代社会的人们感到困扰的绝非只是生理上的疾病，还有很多心理问题。

生活中，我们每个人每天都要为生计奔波，都要面临繁重的工作压力，我们常常需要周旋于各种应酬场合中，感到压力大、身心俱疲，我们很少花时间来进行身心的调节。但你发现没？立身于尘世中太久，你是否经常有种孤独、寂寞、窒息的感觉？你不知道自己要的到底是什么样的生活？你的心是否曾经被一些自私自利的狭隘思想笼罩过？你是否已经变得人云亦

云？为此，处于闹市中的我们，都要做到给自己一段独立思考的时间，而心理自愈就是保持身心健康的最佳方法之一。

下面，我们就来看看心理急救对身心健康的重要作用。

1.健心减压，离不开心理急救

你曾经是否有过这样的感受：夜晚下班回家，远离了应酬，远离了工作，你倒头躺在沙发上，将双脚抬起来，任意地摆放着，或者可以跷个二郎腿，你不用担心会有人说你没有教养，接下来，你可以随便找本杂志盖在脸上，闭上眼睛，让眼睛也好好放松一下，然后你可以放一段自己最喜欢的音乐，打开你的心，任凭思绪翻飞，你的记忆库被打开，开心的和不开心的回忆都会跑出来，想到忘情之处，脸上有温热的液体慢慢滑下，你也不知道这是幸福还是痛苦，但你已经深陷其中。徜徉在记忆的迷宫里，享受着亲情、友情、爱情，正如浓烟袅袅升起。

其实，这就是一种自我治疗，进入放空的状态，我们能忘记所有烦恼，能看到最为简单和质朴的快乐，然而，都市生活中，又有多少人懂得通过这一方法来减压呢？

曾经有位事业有成的年轻人，他在朋友的劝谏下来看心理医生，因为他觉得自己的工作压力太大了，心灵好像已经麻木了。

诊断后，医生证明他身体毫无问题，却觉察到他内心深处有问题。

医生问年轻人："你最喜欢哪个地方？""我不清楚！""小时候你最喜欢做什么事？"医生接着问。"我最喜欢海边。"年轻人回答。医生于是说："拿这三个处方，到海边去，你必须在早上9点、中午12点和下午3点分别打开这三个处方。你必须同意遵照处方做，除非时间到了，否则不得打开。"

于是，这位年轻人按照医生的嘱咐来到海边。

他到达海边时，正好9点，没有收音机、电话。他赶紧打开处方，上面写道："专心倾听。"他开始走到车外，用耳朵倾听，他听到了海浪声，听到了各种海鸟的叫声，听到了风吹沙子的声音，他开始陶醉了，这是另外一个安静的世界。快到中午的时候，他很不情愿地打开第二个处方，上面写道："回想。"于是他开始回忆，他想起小时候在海边嬉戏的情景，与家人一起拾贝壳的情景……怀旧之情汩汩而来。近3点时，他正沉醉在尘封的往事中，温暖与喜悦的感受，使他不愿去打开最后一张处方。但他还是拆开了。

"回顾你的动机。"这是最困难的部分，也是整个"治疗"的重心。他开始反省，回想生活工作中的每件事、每一个状况、每一个人。他很痛苦地发现他很自私，他从未超越自我，从未认同更高尚的目标、更纯正的动机。他发现了造成疲倦、无聊、空虚、压力的原因正是他自己。

这个故事中，这位年轻人通过医生的建议来到海边，进行了自我引导和暗示，通过倾听、回想、回顾这三个过程，最终认识到了自己的缺点——自私、从未超越自我、从未认同他人，这就是他感到空虚、压力大的原因。

心理学家曾说过："人是最会制造垃圾，污染自己的动物之一。"正如清洁工每天早上都要清理人们制造的成堆的有形垃圾一样，我们要想彻底消除倦怠，也必须经常地进行自我调整和反省，时刻清洗心灵和头脑中那些烦恼、忧愁、痛苦等无形的垃圾，真正让自己时刻心如明镜，洞若观火，以最好的状态去投入工作，而释放这些不健康心灵毒素的方法之一是心理急救。

2.心理急救是保持身心健康和完整所必需的技能

现今社会竞争之激烈早已不容分说，然而正因为如此，人们都变得越来越理性，逐渐收起自己的感性，这一做法，被很多人赞同，然而，随着时间的推移，会造成人们情绪的堵塞，无法得到释放而不断累积，另外，为了逃避自己的情绪，这些人又会更加理性，结果就像滚雪球一样越滚越大。正如很多人说的："我活得就像个机器人。"

所以，要保持身心健康，就要保持自己的情绪通道是畅通的，每天的负面情绪都能得到及时的释放，这样才能身心轻松，快速恢复活力。在正常情况下，我们需要周期性地进行自我调节，来保持情绪通道畅通。

总的来说，作为现代社会的人，不管你愿不愿意，心理急救都是保持身心健康所必需的技能，我们也有必要学习和将其运用到平日的生活里，从而运用它来进行身心调节。

昨天已经过去，明天还未到来

我们都知道，人生如变幻莫测的天空，刚才还晴空万里，转眼间就阴云密布、倾盆大雨。但这些都是上一秒发生的事，人要向前看，不管过去多么悲伤失意，过去的总归已经过去，只有向前看，才会有希望。

莎士比亚说过："聪明的人永远不会坐在那里为自己的损失而哀叹。他们会用情感去寻找办法来弥补自己的损失。"因此，请抛却那些失败之后的不安吧，如果你想取得最后的成功，就必须要破釜沉舟，勇于忘却过去的不幸，重新开始新的生活。

曾经有人对人生做了一个很恰当的概括：人的一生可简单概括为昨天、今天、明天。这"三天"中，"今天"最重要。因为过去的已经成为事实，再去追悔已经无济于事，而对于明天的事，我们谁也不能打包票，因此，我们要做的就是活好当下！

这里，本节将要谈的是，我们该怎样面对自己的过去，才对自己最为有利，不至于变成包袱拖累自己，从而将过去转化为经验资源和建设美好未来的智慧。

袁先生原本有个美满的家，有位美丽的妻子，但就在他三十岁那年，命运跟他开了个玩笑，刚怀孕五个月的妻子在家中滑了一跤而流产，后来，妻子就被诊断出不孕症。整天郁郁寡欢的妻子又在一次交通意外中丧生。一段时间下来，袁先生早已心力交瘁，但他还是坚持努力工作，并兼任了几个小公司的顾问，虽然很劳累、很操心，甚至很压抑，但是他从来不曾流过一滴泪，朋友都夸袁先生是个硬汉！

后来，袁先生感觉自己的头总是很疼，吃了一些药也无济于事，后来，朋友推荐他去求助一位心理医生。心理医生告诉他，他内心的悲痛压抑太久了，如果想哭，就哭出来。在医生的建议下，他将长久以来心中的苦楚全部以泪水的形式宣泄了出来，整个人也轻松了很多。

很显然，生活中和袁先生一样有类似经历的人有很多，如果背着过去沉重而巨大的心理包袱，是无从谈及未来的，要开启全新的人生，那就必须丢掉这些包袱，从接纳并尊重自己的过去开始。

有这样一篇日记：

"刚开始的几天心里面真的很难受。我是一个很固执的人，认为自己再也走不出记忆了。现在我都不太清楚那些天是怎么样过来的，曾经我强迫自己去忘掉，可是越是这样，那些画面在我的脑中越清晰。悲伤、难受这些词根本无法诠释我当时的心情。也不知道是从什么时候开始我接受了这个事实，不再刻意地去想以前，我努力地生活，努力地让自己快乐，我关心着身边的每一个人。渐渐地让自己走了出来，偶尔听别人提到他，也忍不住去关心一下他，但是我知道这已经与爱情无关了。"

恐怕很多人在爱情路上都曾经受过伤，也都有过这样一段"疗伤"的经历。人活于世，谁都有不愿提起和想起的伤心往事，这被人们称为"旧伤"。它不像计算机程序一样可以被人删除、剪切，它只能靠我们自己来修复。那么，我们该怎样从心理的角度"修复"那些旧伤呢？

心理学家指出，要修复自己的心态，调整自己的状态，就要接纳和尊重自己的过去和昨天，因为下一秒，现在也将变成过去。

如果你能减少抗拒的时间，那么，你就能较早地走出来。比如，当你的亲人去世了，你肯定会伤心、痛苦，但如果你能告诉自己："逝者已逝"，那么，你会逐渐变得平和起来。而反过来，对于既定的事实，你越是长时间抗拒，越是会痛苦，你处于低谷期的时间就会越长。只有接纳，才能先摒弃消极不安的状态。接纳并不是意味着"算了，认命吧""我不会再有什么发展了""接受这种状态吧"，而是一种积极进取的态度，只有不断地采取行动，才能取得理想的结果。

所以，对于糟糕的昨天，我们应该先接受它，我们越是抗拒，越是无法平和地面对。因此，不要再不断地反问自己："我怎么会这样呢？""我怎么会遇到这种事情？"这样，只会让你的痛苦加剧。

第7章
挣脱抑郁，从这场"精神感冒"中重生

生活中，一提到"抑郁症"，大家都认为是洪水猛兽，而其实，抑郁是人们常见的情绪困扰，不过是一场"精神感冒"，常常伴有厌恶、痛苦、羞愧、自卑等情绪体验。当然，长期抑郁会使人的身心受到损害，使人无法正常地工作、学习和生活。因此，当我们出现情绪低落，郁郁寡欢，思维迟缓，兴趣丧失，闷闷不乐，缺乏活力，反应迟钝等情况时，就要注意调节，并选择适当的方法战胜这种消极情绪，从已有的抑郁状态中解脱出来。

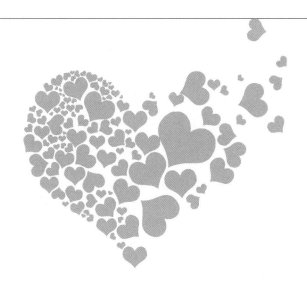

抑郁症有什么表现

关于人类的健康问题，有一项统计显示，在美国，抑郁症的患病率，与20世纪60年代相比，已经足足高出10倍，抑郁症的发病年龄，也从20世纪60年代的29.5岁下降到今天的14.5岁。而许多国家，抑郁症患者的人数也在逐年增加，1957年，英国有52%的人表示自己感到非常幸福，而到了2005年，这个指标只剩下36%。但在这段时间里，英国国民的平均收入却提高了3倍。

生活中，当我们有如下三大主要症状：情绪持续低落、思维迟缓和运动抑制的时候，我们一定要引起重视，这表明你抑郁了。抑郁会严重困扰患者的生活和工作，给家庭和社会带来沉重的负担，严重的还会导致抑郁症。它赶走了我们的积极情绪，使我们对周围的人丧失了爱。我们感到自己死气沉沉，缺乏生气。正如某个抑郁病人所说的："我感到自己是一个空壳。"约15%的抑郁症患者死于自杀。

很明显，我们如果长期被抑郁的情绪控制的话，生活将会失去光彩。抑郁的表现形式各有不同，但具体来说，有以下表现：

（1）大部分时间感到心情沮丧。

（2）感觉疲惫。

（3）悲观或漠然（对现在和将来的任何事情都毫不关心）。

（4）对于以前的兴趣爱好也突然间失去兴趣。

（5）无法解释的疼痛（甚至身体上没有任何毛病）。

（6）体重急剧增加或急剧下降。

（7）有犯罪感或无用感。

（8）难以入睡或者过度嗜睡。

（9）经常莫名地有死亡的想法。

那么，抑郁症该怎样治疗呢？

心理专家认为，能否敞开心扉是抑郁症患者能否摆脱抑郁的关键。而抑郁症患者为什么很难做到这一点？因为他们有某种心灵上的顾忌，他们不愿意承认自己有抑郁症，更别说去积极主动地配合医生治疗。

其实，作为患者，自己也可以运用心理急救的方法来改善心理状态。

考研的成绩下来了，林鹏只差了一分而被清华大学拒之门外。当他得知这个消息的时候，心痛得说不出话来。这一年，他付出了太多的艰辛，最终却以这样的结局收场。他有些接受不了这个事实，接连几天，他的心情糟透了，甚至一度吃不下睡不着。

一个偶然的机会，林鹏接触了一个做心理咨询的朋友，知道了自我暗示静心的方法。想到自己的情绪越来越暴躁，听说自我暗示可以改善情绪之后，林鹏真心诚意地请教朋友。

正好，林鹏一家租住的房子旁边有一个国家森林公园，学习了自我暗示的方法以后，林鹏经常早起去公园中静坐一会儿。在森林公园里，远离了闹市的喧嚣，空气特别清新，尤其是早晨，花花草草都羞涩地探出了小脑袋，小鸟的叫声都显得尤其清脆。林鹏喜欢在对着湖水的草地上静坐，依偎着大树，还能听到池塘中小鱼儿吐泡泡的声音，心中很安静、很踏实，那种感觉堪比住在依山傍水的别墅。如此坚持了一段时间以后，林鹏的心境变得越来越平和，他又找回了考试之前的信心，他坚信，在其他学校读研，只要努力学习，一样能学到真知识。

从这个故事中，我们也不难发现，让自己安静下来，学会自我暗示，是改善心理状态、提升自己的最好方法，它还能让我们看清自己，让我们放下昨天的压力，重新面对明天。

当然，如果抑郁状态已经达到抑郁症的程度，还是应该寻求医生的帮助。然而，我们发现，很多抑郁者在患病后，会选择偷偷吃药而不会公开病情，就是因为有些人对抑郁症的认识不足，将它误认为神经衰弱、精神分裂，对患者抱以冷眼或歧视，背后传播流言蜚语，让那些本已伤痕累累的心灵雪上加霜，不敢吐露自己的苦闷。

可见，生活中我们每个人，都要对抑郁症引起重视，并在日常生活中学会做好心理急救，改善自己的心理状态，才能远离抑郁症，远离健康威胁。

挖掘童年阴影，彻底击溃抑郁情结

英国《精神病学》杂志上曾经刊登过英国伦敦大学国王学院科学家的一项研究：这项研究的研究对象是出生在1950年和1955年间的7100人，研究人员发现，这些人中，曾经在年幼时遭遇过不幸的人在性格上更容易造成扭曲，即便是成年后，也很难完全摆脱童年时的阴影，而同时，他们也比一般的人更容易遇到一些因健康导致的下岗问题。

后来，一些心理学家再次指出，如果在童年时期遭遇某些压力或者不幸，很可能会影响他们的健康，甚至是早夭；而在这些压力或不幸中，贫困和虐待会引发心脏问题、发炎并加速细胞老化。

可见，童年时期的不幸遭遇，会对人们成年后产生剧烈的影响。那么，该怎样摆脱童年阴影呢？

我们先来看下面一个故事。

杨女士如今事业有成，家庭幸福美满，老公也是事业单位的骨干，她还有个可爱的儿子，学习上面也从不让杨女士操心，在外人看来，杨女士应该生活幸福，毫无烦恼，但实际上，杨女士却长期失眠，总是会做一些噩梦。受到困扰的她不得不来寻求心理医生的帮助。

后来在专家的催眠引导下，杨女士说出了童年那些不愉快的事：曾经，她有个幸福的家庭，父母都是知识分子，她有个可爱的弟弟，她常常带着弟弟和周围的小伙伴们嬉戏，说到这里，杨女士嘴角还露出一点微笑。但后来，命运跟她的家庭开了个玩笑，在一次车祸中，她的父母双双丧生，剩下姐弟俩相依为命，直到成年后，杨女士凭借着自己的努力在事业上取得了一定的成功，也拥有了一个幸福的家庭。可是，她不快乐，这种挥之不去的痛苦来自弟弟。杨女士的弟弟阿强是个烂泥扶不上墙的人，由于仕途不顺，他自暴自弃，还沾染上了赌博的恶习，并且习惯了对姐姐的依赖。杨女士一次又一次地替他还清赌债，每次善后之后都无比痛苦，她内心很挣扎，弟弟的不争气让她屡次想放弃帮他，可是每次这种念头出现的时候，就会梦见去世的父母。梦里的她常常觉得愧对父母因而大哭，在矛盾心理的折磨之下，杨女士患上了轻度抑郁症。

对于杨女士的痛苦，心理医生给出了以下建议：

让阿强也接受心理咨询，认识到自己已经不是孩子，不能一辈子在姐姐杨女士的保护下生活，认识到自己早已成人，应该承担自己应尽的责任，为自己的行为负责；杨女士需要将父母与弟弟区分开，明白父母已经离去，自己不是弟弟的父母，不需要承担父母的责任；她的家庭是幸福的，享受和家人在一起的时光，和他们分享自己的感受，而不是把注意力放在已经成年的弟弟身上。

从杨女士的经历中，我们更加可以肯定的是，童年时期遭遇的不幸，会对成年后产生深远影响。人类本身就是生活在一定的环境下的，任何一个人，都不可能完全不受环境影响，而在人的童年时期，人的心智、思想等方面还未成熟，一旦遭遇到某些不幸，比如虐待、失去双亲、得不到关爱等，就很容易导致人格缺陷、性格扭曲等，这也会对他们的人生观、价值观等各个方面产生负面影响。

但是，凡事都是有两面性的，那些有童年阴影的人，其实完全可以把这些经历转化为人生宝贵的财富与体验。有研究表明，85%的成功者在童年都曾遭遇不幸或磨炼，比如美国总统林肯、女作家三毛等世界知名人士一样都是经历过很多不幸的人，但是这些经历并不影响他们的健康发展，反而铸造他们成为伟大的人。

所以，无论遇到什么，都不能成为我们消极处世的理由，最重要的是对待生活的态度和挫折承受力的培养。也许你认为自己是世界上最不幸的人，但实际上，并不是如此，别人可以从阴影中走出来，那么，你也可以。

应该如何走出童年心理阴影呢？这需要一个过程，心理专家一致认为，我们可以追根溯源，找到心理失调的根本原因，然后进行心理急救，当然，这需要一个过程，在心理急救的过程中，你需要经过先面对、再接纳、包容，然后你才能超越，才能获得健康快乐的心理状态。

挣脱抑郁，获得快乐

有人说，人，总容易把自己想得很不幸，于是开始为自己没有花容月貌而抑郁，为自己没有财富地位而抱怨，为一场突如其来的疾病而丧失对生活的信心。其实，没有花容月貌，你还有聪明才智；没有财富地位，你还有家庭温情；就算得了重病，你还有机会可以治愈。无论遇到什么，人生总会有一些值得我们庆幸的事，只是抑郁的心情，遮住了蔚蓝的天空，从此，他们开始用抑郁的眼睛看世界。

抑郁，真的是要不得的心理。抑郁症是自杀死亡者中最常见的精神疾病，其自杀死亡风险是无抑郁者的约20倍。越来越多的人饱受抑郁之苦，我们应该及时审视自己的心态，倘若有抑郁的苗头，就要快刀斩乱麻，将其扼杀在摇篮里。我们来看下面一个故事。

有一对姐妹，姐姐玛丽从小就冰雪聪明，乖巧可爱，长大后也如愿做了一名芭蕾舞演员。妹妹瑞秋虽然也长得惹人怜爱，但和姐姐相比，她总觉得自己差了一大截。

连续两次高考落榜后，瑞秋只得上一所名不见经传的专科学校，自此，本来就有些自卑的心从此变得更加抑郁，觉得自己一点都不招人喜欢。

邻居有个大哥哥叫杰克，长得帅，又会打篮球，和姐妹两人是青梅竹马的好朋友，瑞秋已经偷偷喜欢他好久了。可是，杰克似乎更喜欢姐姐，因为他经常向瑞秋打听姐姐的事情，为此，瑞秋很伤心。

圣诞夜到了，瑞秋的父母决定举行一场盛大的晚会，邀请所有的亲戚朋友来玩，杰克自然也在受邀行列之内。

晚会当晚，姐姐盛装打扮，吸引了在场所有男士的目光。瑞秋就像是姐姐的影子，没有人注意。

当晚最令人期盼的时刻就是跳舞的时候了，这一刻，每一个男孩子都可以邀请自己喜欢的女孩子跳一支舞。看着一群男孩子争相邀请姐姐跳舞，瑞秋心想：杰克应该也在等待和姐姐跳舞吧！不想看他和姐姐跳舞，瑞秋决定独自一人到花园走走。

"我可以请你跳一支舞吗？"就在瑞秋准备出去的那一刻，她听到一个温柔的声音对自己说，抬起头，竟是杰克。

"你为什么不邀请玛丽跳舞，她那么漂亮？"舞池中，瑞秋不安地问着杰克。

"她是很美，但每个人都有自己的美丽之处，她像玫瑰，热情大方，但你像百合，纯洁无瑕。相比于玫瑰，我更喜欢百合。"

"那你为什么经常向我打听玛丽的事情？"瑞秋吃醋地问道。

"傻瓜，那是因为我想引起你的注意。"

自此之后，瑞秋再也不会感到抑郁了，因为她终于明白：每个人都有一片美丽的天空，只是抑郁之情遮掉了所有的色彩。

每个人都有自己的长处，都有值得自己骄傲和珍惜的地方，星星不会因为太阳而收敛自己的光芒，小溪也不会因为大海的广阔而停止流淌，生活也没有必要因为一点点不如意而整日抑郁。

当你心情郁闷的时候，首先要懂得如何调节自己的心情。你可以约朋友去看一场电影，也可以去看看大海，吹吹海风，又或者给自己放个假去旅游放松放松心情，再或者找个咖啡店坐在窗边，看看路上的行人，想想以前开心的事。那样我们的生活就会到处都是阳光，抑郁就不会在我们心里生根发芽。

自信是抵制抑郁侵袭的一个绝好方法，我们应该善于从自己成功的案例中进行自我肯定，然后激励自己不断挑战新的事物，在紧张和刺激中寻求满足和自我认可。

重新审视一下你自己，你有疼爱你的父母，有爱护你的兄弟姐妹，有对你谆谆教诲的老师，有一份安逸稳定的工作，还有一位疼爱你的丈夫，一个可爱的儿子。你拥有了全世界所有的幸福，还有什么理由去抑郁？即使缺少了其中的某一样，但这个世界总归还有让你觉得温馨的情感。

生活可以过得很幸福，只要挣脱抑郁的罗网，给自己一个笑脸，世界将五彩斑斓。

敞开心扉，让你的朋友帮你摆脱抑郁

有人说，人生如同一次征途，我们独步人生，难免会面对种种困难，在困难面前，我们难免也会悲观失望，甚至看不到一点曙光。但如果我们能听到朋友们的鼓励和支持，我们就会重获力量，闯过难关。

专家曾研究过，人际关系不好，性格孤僻或跋扈、有缺陷，容易导致抑郁症，抑郁又会使人际关系进一步恶化，这是一种恶性循环。

那么，我们该如何向朋友寻求帮助呢？

1.寻找值得信任的朋友

只有值得信任的朋友才会为你保密，真心地帮你解开心结。

2.不要为朋友带来困扰

你需要寻求帮助的朋友必须是那些内心坚强的人，如果他比你更容易产生抑郁情绪，那么，你只会为他带来困扰。

3.必要时候应该寻求心理医生的帮助

如果你觉得你的朋友并没有帮助你脱离内心的煎熬，那么，你应该说服自己，让心理医生来为你解疑答惑。

生活中，来寻求心理治疗的患者多半有两种情况，一种是自己已经认识到问题的存在，自愿寻求帮助；另一种是在爱人、朋友、父母的支持下来寻求心理医生的帮助，这对于患者的治疗和恢复有很大益处。

总之，了解抑郁，才能更有效地远离抑郁。越早去面对心理创伤，就会越早走出心理创伤的阴影。而摆脱抑郁，最重要的是与别人交流，敞开自己的心扉，才能找到病因，对症下药。

突然的打击来临时，运用心理急救重获新生

通常很多人在遇到生活中的不幸遭遇和打击之后，往往感觉到非常的痛苦。这是因为人们内心的欲念没有得到满足，心理期待产生了落差，更有甚者会产生一些心理问题。比如，在失去亲人、遭遇天灾人祸或者重大失败之后，一些人可能变得孤僻、自卑、抑郁等。心理学家称，当我们感觉到压抑和痛苦的时候，学会心理急救尤为重要，只有让内心平静下来，获得放松，才能让人获得放松，改变人的情绪，从而让人忘却痛苦和悲伤。

姥姥的突然离世，让洋洋受到了不小的打击。从小姥姥最疼、最爱的就是她，转眼间就阴阳相隔了，洋洋趴在姥姥的坟前整整哭了一天。那一段时间，她特别不想吃东西，不管吃啥到嘴里都没有味道，身体也一天不如一天。

妈妈看在眼里疼在心里，每天安慰洋洋，但是都不管用，妈妈希望她能尽快从失去亲人的痛苦中恢复过来。但洋洋好像开始吃什么吐什么，这让妈妈很担心，有一些心理学基础知识的妈妈明白，她的女儿可能抑郁了。不过她知道，女儿未必愿意去看心理医生，所以她打算让女儿自己恢复过来。

一次，她从书店找来一本心理学书籍，书中谈到了抑郁症的自我检测和治疗方法，回来后，妈妈故意把书放到客厅

显眼的地方，她知道洋洋最爱看书，平时家里买了什么新书，也是让她第一个过目，在这段特殊的时间里，大概也只有看书，能让她平静下来，果然，这天回家，洋洋就顺手把书带进了房间。

洋洋很快被书中的故事打动了，她才明白，原来自己也生病了。按照书中提供的方法，她对自己进行了自我催眠。仿佛有个声音在她耳边呢喃：

"现在，你回到了七八岁的时候，那是春天的一个中午，你和小玩伴们来到村后的草地上，阳光温暖、微风和煦，你们决定就在这里午睡，空气好极了，你觉得自己的身体很沉，很沉，你累得不想睁开眼睛，那就不要睁开，睡吧，没有人会打扰你的，就在这儿睡吧……"

不到十分钟的时间，洋洋就进入睡眠状态了，然后她看到了这样的场景：一束白光照到她的身体上，她的姥姥走了过来，她告诉洋洋："洋洋，我亲爱的孩子，姥姥去天堂了，我知道你会想念姥姥，姥姥的离去让你很悲伤，然而，你知道吗，姥姥希望的是你能好好地生活、学习，这是姥姥最大的愿望。所以，不要再难过了好吗？姥姥会永远活在你的心里的……"看到这里，洋洋原本紧绷的脸颊舒展开了，但眼角流下了一行眼泪。

过了一会儿，等洋洋自己从催眠状态醒来后，心里舒服了很多，她知道，自己是时候走出伤心的过去了。

现在每次洋洋想姥姥的时候，都会去祭拜，但是她再也不会因为姥姥的离去而食不下咽、精神萎靡了。

后来，在妈妈的精心照顾下，洋洋的身体一天比一天好，皮肤一天比一天白，精神也好了很多，经常和妈妈一起去打球和跳舞。看到女儿开心的笑，妈妈心里甭提有多么高兴了。

故事中的洋洋由于无法接受姥姥离世的打击，陷入了深深的痛苦之中，使得精神受到了严重的刺激。在进行心理自助之后，她能用正确的心态看待这一事情了，她的身心得到了净化，重新找回了往日的开心快乐。

可见，学会心理急救对于预防和治疗抑郁症是很好的疗法，它能让人镇定、安心，能让人平静下来，能让人理智地思考遇到的重大变故或打击，能让人从悲痛中看到希望，所以，当人们内心被悲伤占据的时候，心理急救能治愈人的心灵创伤，让人重新看到生活的美好和希望，能重拾信心、重新出发。

第8章
战胜恐惧，你只需要打败胆小怯懦的自己

在我们的生活中，困难无处不在，而很多时候，打倒人们的不是这些困难，而是内心放大的恐惧。我们需要明白的是，在困难面前，逃避无济于事，只有正面迎击，困难才会解决。而有时候，你会发现，那些所谓的困难与麻烦只不过是恐惧心理在作怪，每个人的勇气都不是天生的，没有谁是一生下来就充满自信的，只有勇于尝试，才能锻炼出勇气。

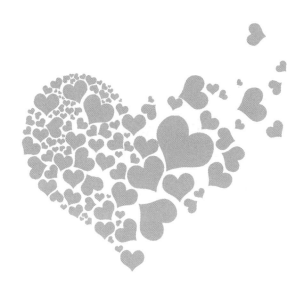

失去什么，也不能失去勇敢

生活中，我们总是羡慕那些有所成就的人，但我们也不难发现，他们身上都有着一个共同点：从来不逃避问题，不畏惧困难，不逃避恐惧，他们有着无畏的灵魂。无畏是一种杰出力量，正是靠这种力量，成功者在遇到困境时才能以一种平静的心态把持自己，从而控制自己的怯弱，最终战胜困难，走出困境。

我们也会偶尔感到恐惧，我们要明白的是，不正面迎向恐惧，我们就会被恐惧打败。我们先来看看艾森豪威尔将军的一个故事。

一天，艾森豪威尔和平时一样从学校赶回家。在回家的路上，一个和他同岁但比他身体健壮的男孩截住了他，艾森豪威尔不敢反击他，于是，他只好一直逃跑。

回到家以后，他将自己遇到的事告诉了父亲，父亲很生气地说："你为什么要容忍那小子这样欺负你？"

"因为我知道我打不过他。"

"你这是懦弱，去，把那小子赶走。"

有了父亲这句话，艾森豪威尔像得到了特许似的，他立即跑回去，有力地把刚才欺负自己的男孩打倒在地，然后正颜厉色地警告他："如果你再找麻烦，我就每天揍你一顿。"

从这件事以后，艾森豪威尔变成了一个勇敢的人。因为他知道，无论遇到什么，都不要退缩，一个人如果没有勇气，干什么都畏首畏尾，那么他就不会成为一个杰出的人。

我们也要记住艾森豪威尔的话，在困难面前，逃避无济于事，只有正面迎击，困难才会解决。到时候，你会发现，那些所谓的困难与麻烦只不过是恐惧心理在作怪，每个人的勇气都不是天生的，没有谁一生下来就充满自信，只有勇于尝试，才能锻炼出勇气。

"假如你选择了天空，就不要渴望风和日丽。"我们每个人都要以这句话自勉，不能让恐惧左右自己的心灵。我们在电影中、书中、生活中看到了很多勇敢者的身影，佩服他们的勇气，并很容易想象自己勇敢的时候是什么样子。但是当需要拿出勇气时，我们却有点不知所措，我们甚至可以用"意志薄弱""两腿打颤""脚底发凉"以及"战战兢兢"等词语来描述在畏惧时的心态。事实上，我们都需要勇气，但如果因为畏惧而退缩，这才是人生的悲剧。去做你所恐惧的事，这是克服恐惧的一大良方。大多数人在碰到棘手的问题时，只会考虑到事物本身的困难程度，如此自然也就产生了恐惧感。但是一旦实际着手时，就会发现事情其实比想象中要容易且顺利多了。

不断进取，敢于面对一切困难，努力克服它，战胜它，这是生存的法则。相反，逃避是懦夫的作为，最终只能带来更多的危机。一个人绝对不可在面对恐惧的威胁时，背过身去试图逃避。若是这样做，只会使危险加倍。如果立刻面对它毫不退缩，危险便会减半。任何人只要去做他所恐惧的事，并持续地做下去，直到有获得成功的纪录做后盾，他便能克服恐惧。

其实，很多时候，成功就像攀爬铁索，失败的原因不是智商的低下，也不是力量的单薄，而是威慑于自己的无形障碍。如果我们敢于做自己害怕的事，害怕就必然会消失。

当今社会，知识和信息更新速度之快，要求我们每个人都敢想敢做，也只有勇者才能事事在先，时时在前，跟进社会，做时代的弄潮儿。如果你不能自己克服恐惧，那么阴影会跟着你，变成一种逃也逃不了的遗憾。不要因为恐惧失望而害怕尝试。一旦你正面面对恐惧，很多恐惧都会被击破。既然困难不能凭空消失，那就去勇敢克服吧！

现实中的恐惧，远比不上想象中的恐惧那么可怕。恐惧是获得胜利的最大障碍，你若失去了勇敢，你就失去了一切。

别放大困难，让自己恐惧

人生路上，我们会遇到一些挫折，但我们的敌人不是挫折，不是失败，而是我们自己，是内心的恐惧，如果你认为你会失败，那你就已经失败了。说自己不行的人，爱给自己说丧气话，遇到困难和挫折，他们总是为自己寻找退却的借口，殊不知，这些话正是自己打败自己的最强有力的武器。一个人，只有把潜藏在身上的自信挖掘出来，时刻保持着强烈的自信心，困难才会被我们打败。成功者之所以成功，是因为他与别人共处逆境时，别人失去了信心，他却下决心实现自己的目标。

那些成功的人士，都是靠勇敢面对多数人所畏惧的事物，才能出人头地的。美国著名拳击教练达马托曾经说过："英雄和懦夫同样会感到畏惧，只是英雄对畏惧的反应不同而已。"

的确，现实中的恐怖，远比不上想象中的恐怖那么可怕。当你遇到困难时，理所当然，你会考虑到事情的难度所在，如此，你便会产生恐惧，会将原本的困难放大。但实际上，假如你能减少思考困难的时间，并着手解决手上的困难，你会发现，事情远比你想象中简单得多。

一天，某公司总经理突然宣布一条纪律：八楼那个挂着牌子的房间谁也不许进，进去的人会被炒鱿鱼。这可是事关职场命运的事，谁也没有多问，只是遵守这条令人感到奇怪的纪律。

三个月后，公司招进了一批新员工，并且，总经理把这条纪律重申了一遍。

其中有个年轻人很好奇，便随口问了一句："为什么？"

总经理听到后也没有表现出很生气的样子，只是态度严肃地说："没为什么！"

从这件事以后，这个年轻人的大脑里一直有个解不开的问题——为什么总经理不让大家进八楼那个房间呢？难道有什么秘密吗？尽管周围的同事告诉他不要多想，只管做好自己的工作就好，可是他的好奇心却一直告诉他一定要去看看。

这天中午，趁着大家休息之时，他一个人爬上了八楼，然后轻轻地叩了叩那扇门，无人应答，他轻轻地推了一下门，门居然开了，原来门没锁。他小心翼翼地走进去，却发现，房间里没有任何摆设，只有一张桌子。年轻人来到桌旁，看到桌子上放着一个纸牌，上面用笔写着几个醒目的大字——"请把此牌送给总经理"。

这个牌子已经布满灰尘，但看到这个纸牌，年轻人很快明白了总经理的用意，然后他立即拿起纸牌，直奔总经理办公室，当他自信地把纸牌交到总经理手中时，仿佛期待已久的总经理一脸笑意地宣布了一项让年轻人感到震惊的任命："从现在起，你被任命为销售部经理助理。"

果然，这个年轻人没有辜负总经理的期望，他把公司的销售业绩搞得红红火火，并很快被提升为销售部经理。

事后许久，在公司年会上，总经理给了大家一个破格提升年轻人的解释："这位年轻人不为条条框框所束缚，敢于对上司的话问个'为什么'，并勇于冒着风险走进某些'禁区'，这正是一个富有开拓精神的成功者应具备的良好素质。"

其实，很多成功的门都是虚掩着的，只有勇敢地去叩开它，大胆地走进去，才能探寻出个究竟来。或许，那时呈现在你眼前的就是一片崭新的天地。毕竟，勇气是成功的前提。敢于破禁区者，必有意想不到的收获。

要调节恐惧心理，你可以从以下两个方面着手。

1.告诉自己"我能行"

生活中，许多人常常说"我不行"。而他们之所以会有这样的意识，有两个方面的原因：一是自我意识，二是外来意识。要摆脱这种种恐惧，你必须要在内心反复暗示自己："我能行。"

2.多做一些曾经没有做过的事

做曾经不敢做的事，本身就是克服恐惧的过程。如果你退缩、不敢尝试，那么，下次你还是不敢，就永远都做不成。只要你下定决心、勇于尝试，就证明你已经进步了。在不远的将来，即使你会遇到很多困难，但你的勇气一定会帮你获得成功。

总之，物竞天择，适者生存，当今社会更是一个处处充满竞争的社会，一个有作为的人必定是敢想敢做的人，而你首先要做的就是消除内心的恐惧，毫无畏惧，自然战无不胜！

一个人，不正面迎向恐惧，面对挑战，就得一生一世躲着它。每一个人都要明白的是，我们所谓的困难并没有那么可怕，之所以不敢勇敢跨出一步，是因为你内心的恐惧在作怪。恐惧将困难放大，就会压倒你自己；而如果你勇敢一点，打倒恐惧，你会发现，原来，所谓的恐惧只不过是纸老虎。

克服社交恐惧，大方展现自我

我们生活中有这样一类人：他们因容貌、身材、修养等方面的因素而不敢与周围的人交往，逐渐产生孤僻心理，甚至开始对与人交往产生恐惧心理。这在心理学上被称为社交恐惧症。他们在人际交往中感到惶恐不安，并出现脸红、出汗、心跳加快、说话结巴和手足无措等现象。事实上，我们每个人在社会交往中都必须与人打交道，因此，如果你也内心孤僻，甚至出现社交恐惧症的状况，那么有必要调节自己的心态，大胆走出去。

林女士是我国恢复高考后的第一届大学生，用她自己的话来讲，从上学期间到后来参加工作，学习成绩和专业技能可以说都是同龄人中的佼佼者。可是她生性胆怯，怕与陌生人打交道，开口讲话就脸红。有时不得不随单位或是丈夫参加一些社交活动，她总是感到非常不自在。最让她感到难过的是在年初，单位要搞处级干部竞争上岗，其中一关是"竞聘演讲"。她没有足够的勇气和胆量，最后只好放弃。

她的专业和资历绝不比人差，然而就是这个由"胆怯、害羞"组成的自卑拖了她的后腿！其实可以说她的"想法"拉了她的后腿。同时，心态的不开放、想法的单一也是造成她自卑的主要原因。要想克服胆怯、害羞等种种不良表现须先改变心态，然后进行必要的心理调适和训练。有以下六种方法。

1.完善个性品质

其实，只要你拥有良好的交往品质，走出恐惧的第一步，就能受到朋友们的喜欢，慢慢地心结也就能打开了。"人之相知，贵相知心"。真诚的心能使交往双方心心相印，彼此肝胆相照，真诚能使交往者的友谊地久天长。

2.克服自卑，增强自信心

生活中，有这样一些人，与人交往时，总是表现得很自卑，走路时低着头，说话的声音只有自己听得见，不愿跟熟人打招呼，不敢正视他人的眼睛，甚至躲着他人，这些表现都是社交恐惧和自卑心理在作怪。我们要想处理好人际关系，首先就必须克服这一点。

高度的自信心意味着对自己信任、尊重和肯定，也意味着对自己生活的实力充分了解。

对此，我们要把与人交往当成一种兴趣而不是负担，你要明白，现代社会，没有人可以活在自我封闭的世界里，每个人只有在与人交往、不断学习的过程中，才会获得自我提高和发展。

3.培养健康的生活情趣

健康的生活情趣可以有效地消除孤僻心理。闲暇时，你不妨潜心研究一门学问，或学习一门技术，或听听音乐、看看书，养养花草等。

4.区分心理优势和"清高"

心理优势与所谓的"清高"是不同的概念。有一些人，他们总是觉得自己与众不同甚至高人一等，于是，在与人交往中，他们会表现得清高、不理人，但实际上他们的能力又不一定比他人强，为此，他们只能故作清高，将内心封闭起来，即使他人想与他交往，他也会表现得十分茫然、不知所措。而当大家都不理他时，他又会觉得自尊心受到了伤害。而有心理优势的人则不一样，他们在与人交往的时候，表现得镇定自若，即使遇到他人的恶意攻击，他们也能坦然面对，而这才是真正的气场。

5.时刻保持良好的社交礼仪

中国是礼仪之邦，万事以礼相待，一个懂得礼数的人会由内而外散发出吸引人的气质，这类人往往也不缺朋友。

6.积极暗示，鼓励自己走出去

如果你很想认识一个人，却不敢站出来，也不表露自己的意愿，最终肯定是"无可奈何花落去""一江春水向东流"，结果只能自怨自艾。如果你不勇敢地走出自己设置的心理障碍，不主动地展示自己，那么你真的很难做到克服社会恐惧。为此，你不妨告诉自己：我有实力和优势，我的人品和操守足以让人信赖。我有专业能力和无限的潜力，我是最棒的！你必须有自信心，对认准的目标有大无畏的气概，怀着必胜的决心，主动积极地争取。

一个人是寂寞的，一个人的世界并不精彩，真正的快乐在于分享，那么，为何不走出去、对他人敞开心扉呢？

直面死亡，不必害怕

生活中，也许很多人会产生疑问，什么叫死亡？死亡是什么样子的？该如何面对死亡……这些关于死亡的话题，生活中的我们好像从来很少考虑，也很少讨论过。死，在我们的传统意识里，多少是一个令人忌讳的字眼。也正因如此，纵观我们一直以来的教育，关于死亡的几乎是一片空白。甚至于，当保险公司人员诚意向我们推荐一些与死亡有关的险种时，我们几乎条件反射般怒目而视然后拒之于门外。这难道不是典型的鸵鸟精神吗？不谈死，死就不存在了吗？

佛家有云：我本不欲生，忽而生在世；我本不欲死，忽而死期至。人的死亡和人的出生一样，是个人无法选择的。无论是谁，最终都要告别所爱的人，告别世间的忙碌，一个人静静地面对死亡。

有生必有死，这是任何生命形式都无法抗拒的自然规律。作为一般的生命形式而言，生就生了，死就死了，几乎没有讨论的价值。然而，人作为高等动物，由于拥有自我意识，人能够将生命作为意识的对象来看待——能够将"我本身"作为思维的客体来认识，也就是说，无论是生命的起源、生命的过程还是生命的延续都成了自我意识的对象。因而，如何面对死亡的问题，也必然成为人类各民族文化的核心问题之一。

如何面对死亡，没有任何人可以相互取代，只能取决于个人的态度。听到死神的脚步，有的人惊慌失措，有的人视死如归，有的人淡定沉着……历史上的传奇人物，譬如黄继光、金圣叹，往往视死如归，而更多的人是怕死的，譬如吕布临死前祈求当曹操的鹰犬，向忠发一被捕立即向蒋介石乞活。

事实上，死亡并不可怕，人类无须对死亡感到恐惧。死亡存在于生命的旅途中，宛如天边的晚霞。死亡引领着一个个生命体消逝于无边的黑暗之中，但它同样是一个个美丽的瞬间，它甚至与生命初来人间时一样绚丽、璀璨……

的确，对哲学家来说，死是最后的自我实现，是求之不得的事，因为它打开了通向真正知识的门，灵魂从肉体的羁绊中解脱出来，终于实现了光明的天国的视觉境界。然而，我们都不是哲学家，但最起码我们都能从哲学家的世界中汲取一点精神营养，苏格拉底教会了我们如何看待死亡，如何直面死亡。

曾经有这样一篇小说《莫亚的最后一课》，讲述的是一位身患绝症的哲学家教授，如何真实记录他面对死亡的来临。每个星期的其中一天，他的学生从四面八方赶来聚集在他的床头边，听他说或大家一起讨论死亡的课题。如此一来，死亡反而就显得不再可怕了，就算是在他弥留时刻，他以及他的学生，也能坦然面对了。

是啊，至亲的人陪伴在身边，我们就不会感到孤单，他们或是给我们一句亲切的安慰，给我们一个轻吻，给我们一个紧紧的握手……就是如此简单，但可以给我们带来很大的安全感，令死亡不至于令人如此恐惧了。

从我们出生那天起，我们就注定了难逃一死，也就是说，生与死，是一个最普通不过的命题，只可惜，我们从来只重视生的欢乐，却从来没有正视过死的必然到来。从人的心理角度来看，死一定是令人恐惧不安，甚至是恐怖的。既然如此，我们为什么不正视这份恐惧，然后，想方设法减少死亡来临时带给我们的恐惧呢？

大胆开口，当众说话别恐惧

我们生活中的每一个人，都希望能把自己最好的一面展示给别人，得到别人的认同和赞赏，获得愉悦的人际关系。然而，很多时候，一些人在自我展示——当众发言的过程中，因为内心恐惧而给他人带来了负面的印象。在一群人面前说话真的有这么恐怖吗？曾经在美国有一个关于人类的14种恐惧的调查，结果显示排在第一位的恐惧是当众说话！可能你也有这样的经历，学生时代，你活泼开朗，和同学们打成一片，但只要老师让你上讲台朗诵课文，你就变得面红耳赤，甚至结结巴巴。爱默生曾经也说："恐惧比其他任何事物都更能击败人类。"即便那些演讲大师，也会紧张，只是在努力的过程中，他们克服了恐惧。

美国成人教育家戴尔·卡耐基先生毕生都在训练成人有效地说话。他认为，成人学习当众讲话，最大的障碍便是紧张。

他说："我一生几乎都在致力于帮助人们克服登台的恐惧、增强勇气和自信。"

我们任何人都明白，一个人要想在公共场合说话，就要自信满满，而恐惧是良好表达的天敌，一个人在"不敢说"的前提下是"说不好"的，唯有卸下恐惧的包袱，在语言中注入自信的力量，你才能成为一个敢于表达的人。然而，令不少人苦恼的是，人们对于当众讲话都会有不同程度的紧张感，所以，我们一定要突破当众讲话带来的紧张这个心理障碍。

在朋友的眼中，小宇是一个特别自信的女孩。在与别人说话时，她完全像个成熟的小大人一样落落大方、毫不畏惧，每当有人问起"你为什么这么自信"时，小宇都要讲起小时候的故事——从小到大，父母都特别宠爱她，然而，小宇一直很害羞，家里来了亲戚，她都会躲起来；她一在生人面前说话就脸红。后来，为了帮助女儿克服恐惧，父母鼓励小宇经常在众人面前说话，比如参加社区的少儿才艺比赛，上课时积极发言。说来也奇怪，过了一段时间后，小宇好像变得自信多了，而现在的小宇已经长大成人，在一家知名的文化单位找到了满意的工作，她成为了一位特别自信、阳光、性格开朗、人缘好的女孩。

这里，我们看到了一个害羞的女孩在当众说话的过程中逐渐变得健谈、自信起来。可能有些人会说，我一在众人面前说话就紧张，该怎么克服呢?

1.积极暗示，进而淡化心理压力

你不妨以林肯、丘吉尔这些成功的演讲者为榜样，他们的第一次当众演讲都因紧张而以失败告终。你可以在心里作自我暗示：紧张心理的产生是必然的，也是不能避免的，我不该害怕，我只要做到认真说话，就一定能说好。抱着这样的心理，你的紧张会慢慢缓解下来。

2.不必过多地考虑听者

法拉第不仅是英国著名的物理学家和化学家，也是著名的演说家。他在演讲方面取得的成功，曾使无数青年演讲者钦佩不已。当人们问及法拉第演讲成功的秘诀时，法拉第说："他们（指听众）一无所知。"

当然，这里法拉第并没有贬低和愚弄听众的意思。他说的这句话是要告诉我们，建立信心，才能成功表达。

事实上，可能很多人在当众说话的时候，过多地考虑听者的感受，害怕听者能听出自己的小失误，其实，你大可不必有这样的想法。在说话时，谁都可能犯点小错误，没有人会放在心上。再者，即使讲错了，只要你能随机应变，不动声色地及时调整，听者是听不出来的，何况，即使有人听了出来，也只会暗暗钦佩你的灵活机智，会对你有更高的评价。

3.经常当众发言、有意练习

卡耐基说："当众发言是克服羞怯心理、增强人的自信心、提升热忱的有效突破口。"这种办法可以说是克服自卑最有效的办法。想一想，你的自卑心理是否多次发生在这样的情况下？你应明白：当众讲话，谁都会害怕，只是程度不同而已。所以你不要放过每次当众发言的机会。

任何人，在众人面前开口前，都要克服自己的恐惧，并学会一些消除恐惧的方法，只有这样，你才能不断消除表达时的恐惧，成为一个会说话、会表达的人。

烦恼皆自找，不必杞人忧天

有人说过，人生的冷暖取决于心灵的温度。然而现今社会，忙碌、紧张的生活让很多人沉浸在对明天的恐惧中：要是我失业了怎么办？这个月的房贷又该还了，我好像又老了……我们所担忧的问题实在太多了，这些情绪会一直纠缠着我们，哪有快乐可言。而那些快乐者，他们始终能淡然面对一切，每天都开心地生活。

因此，勇敢的人们，人生路上，无论遇到什么，都不要恐惧。

曾经有这样一个故事：

在美国，有个刚毕业的年轻人，在一次州内的体能筛选中，因为表现良好而被选中，成为一名军人。

在外人看来，这是一件值得庆幸的事，但他看起来却并不高兴。他的爷爷听说这个好消息后，便大老远从美国的另外一个地方来看他，看到孙子闷闷不乐的，就开导他说："我的乖孙子，我知道你担心什么，其实真没什么可担心的，你到了陆战队，会遇到两种情况，要么是留在内勤部门，要么是分配到外勤部门。如果是内勤部门，那么，你就完全不用担忧了。"

年轻人接过爷爷的话说："那要是我被分配到外勤部门呢？"

爷爷说："同样，如果被分配到外勤部门，你也会遇到两种情况，要么继续留在美国，要么分配到国外的军事基地。如果你分配在美国本土，那没什么好担心的嘛。"

年轻人继续问："那么，若是被分配到国外的基地呢？"

爷爷说："那也还有两个可能，要么是被分配到崇尚和平的国家；要么是战火纷飞的海湾地区。如果把你分配到和平友好的国家，那也是值得庆幸的好事呀。"

年轻人又问："爷爷，那要是我不幸被分配到海湾地区呢？"

爷爷说："你同样会有两种可能，要么是留在总部；要么是被派到前线去参加作战。如果你被分配到总部，那又有什么需要担心的呢！"

年轻人问："那么，若是我不幸被派往前线作战呢？"

爷爷说："同样，你会遇到种情况，要么安全归来，要么不幸负伤。假设你能安然无恙地回来，你还担心什么呢？"

年轻人问："那倘若我受伤了呢？"

爷爷说："那也有两个可能，要么是轻伤，要么是身受重伤、危及生命。如果只是受了一点轻伤，而对生命构不成威胁的话，你又何必担心呢？"

年轻人又问："可万一要是身受重伤呢？"

爷爷说："即使身受重伤，也会有两种可能性，要么是有活下来的机会，要么是完全无药可治了。如果尚能保全性命，还担心什么呢？"

年轻人再问："那要是完全救治无效呢？"

爷爷听后哈哈大笑着说："那你人都死了，还有什么可担心的呢？"

是啊，这位爷爷说得对："人都死了，还有什么可担心的呢？"这是对人生的一种大彻大悟。有时候，我们对某件事过于担心，但只要我们转念一想，最好的状况莫过于……以这样的心态面对，其实就没有什么可担心的了。

尼采说："世间之恶的四分之三，皆出自恐惧。是恐惧让你对过去经历过的事苦恼，让你惧怕未来即将发生的事。"尼采这句话透露了恐惧的本质，冲破恐惧，靠的是我们自己的心，做到不念过往、不畏将来，我们也就放下了那些烦恼。在这浩瀚无边的宇宙里，当我们驻足回望时，会发现原来我们也和所有人一样，是那么的渺小，甚至比一粒微尘还小。我们一生可能会经历数不清的无奈和遗憾、痛苦和悲伤，但无论如何，我们都要勇敢。

在人生旅途中，很多人担心明天的生活，因此产生了不必要的恐惧，但实际上，这只不过是杞人忧天，我们谁也无法预料到明天，我们所能掌控的只有当下。

第9章
淡化焦虑，排解紧张才能放松心情

　　生活中，人们经常会遇到各种各样的困难和障碍，为了解决问题，实现自己的目标，就必须克服困难。相信不少人都有遇事紧张的苦恼，严重时还会给人带来恐惧，形成焦虑。不得不说，如何处理好紧张心理直接影响着我们说话做事的成功与否。针对紧张心理，我们提供了几种急救术以供参考。

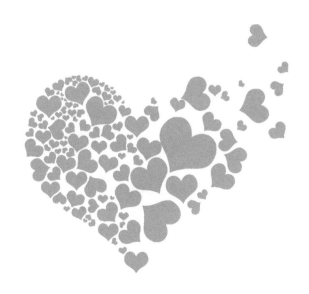

允许自己紧张，反而能轻松

现实生活中，当一个人要参与某种活动，当他出现紧张的情绪时，他周围的人可能习惯这样劝慰他："别紧张！""有什么大不了的！"而当事人自己也通常会这样告诫自己："别紧张！""有什么了不起的！"然而，如果你经历过这样的情景，你就会发现，这种方法几乎不会奏效，反倒会让我们感到更加不安。因为越是提醒自己不要紧张，越是在和自己过不去，也越会制造更大的紧张感。正如有句话所说的"情绪如潮，越堵越高"。

因此，那些善于调控自己情绪和心理的人，都不会否认自己曾出现过紧张感，他们也建议我们允许自己紧张，这样，你反倒会放松很多。

冬冬是一个普通工人家的孩子，他是家中老幺，有两个姐姐，是唯一的男孩子，父母宽厚待人、严于律己的生活态度深深影响着子女。从小，冬冬就是个很懂事的孩子，无论是学习还是生活上，他从来不让父母操心，小学和中学成绩一直名列前茅。

冬冬性格内向，因此，他的父母也就有意识地让他多说话，多与周围的同学和老师接触。于是，为了锻炼冬冬的勇气，他的父母就为他报名参加市里的演讲大赛。

演讲比赛一个月以后进行，冬冬为这事很着急，但他告诉自己，一定不能紧张，如果紧张，就搞砸了，但越是这样想，离演讲比赛越近，他越是紧张，在不知如何是好时，冬冬鼓起勇气来求助自己的语文老师。

"其实，我觉得，可能是你太严谨了，对自己要求太严格，面对几千个人演讲，即便是我们这样经常站讲台的老师，也都会紧张，更何况是你呢？紧张没什么，不要害怕，如果你能允许自己紧张，反而会更自然。"

老师的话似乎很有道理，冬冬全部都听进去了。按照老师的指点，冬冬发现，自己的心似乎的确平静了不少。最后冬冬以出色的表现完成了自己的演讲。

从冬冬遇到的情况，我们不难看出，冬冬之所以感到紧张，是因为他不断给自己加压，不允许自己紧张，这是一种苛求自己的态度。但事实上，他可以掌握自己努力的程度，却掌握不了最终成绩。无形之中，他给自己制造了遭受挫折的条件。

因此，我们要减少紧张感，就要做到接受紧张而不是控制紧张。因为正如故事中的这位语文老师所说的，即便是经常登台的演讲大师也会紧张。紧张是正常的状态，要正确对待它。

然而，现实中，不少人认为紧张有碍于自己的发挥，认为紧张是不正常的，为了不想让人看出自己紧张，就拼命掩饰，刻意控制，故作镇定，结果不仅控制不住紧张，反而因为掩饰紧张加重了心理负担，变得更加紧张了。

当然，要做到允许紧张，进而缓解紧张，你可以这样做：

1.对自己微笑，对他人微笑

在出发之前，你可以对着镜子里的自己微笑，你还可以对路人，对你的同学，对你的听众微笑，这样，只要几秒，你就会自信多了。

2.承认你的紧张

不要跟紧张对抗，它就是身体对外在环境的一种应急反应，说明你的身体状态正常。如果接下来，你要开始讲你人生的第一堂课，那么，不妨在讲话前跟听众坦然承认："今天看到这么多老师、同学，我真的感觉有点紧张。"放弃了掩饰的心理，接下来你的表现反倒自然了。

事实上，人人都会紧张，你紧张了大家认为你很真实，但要是刻意控制，大家就会感觉你好像故意在隐藏着什么而让人不踏实、不安全，便会防备你，当你展示了最真实的自我，大家就容易接受你。允许紧张后，我们可以发现，此时，我们不应该称为"克服"紧张，而应该是"调适"紧张。

一旦我们允许紧张出现，最大的好处就是人会变得真实。

不要想着去控制紧张，紧张就随它去吧。放松自己，承认和允许自己紧张，你会发现一切更自然！

之所以焦虑，是因为过度紧张

德国的一位哲学家曾讲过这么一段话："没有什么情感比焦虑更令人苦恼了，它给我们的心理造成巨大的痛苦。而焦虑并非由实际威胁所引起，其紧张惊恐程度与现实情况很不相称。追求快乐是人类的本能。因此，通常来说，焦虑是无谓的担心。我们要彻底摆脱使人苦恼的焦虑，就要选择平静身心。"其实，只要我们找出适合自己的心理调节对策，时过境迁，焦虑情绪便会自行缓释，无须过于担心！

道森太太是个大忙人，她经营着自己的洗衣店，还得照顾丈夫和儿子，为此，她每天忙得焦头烂额，但她却懂得调节自己的心情。"我的兴趣比较广泛，一切只要是美的事物，我都喜欢。也许正是如此，在我工作、生活中遇到困难，感到太疲惫、太压抑、太困惑时，我就用自己的喜好来调整自己。"

她说："有时候，人不一定要赚到很多钱，才会得到自己想要的东西。我没赚到太多的钱，也没花太多的钱，一样得到快乐。在我工作遇到'瓶颈'时，为了让自己不因为工作的困顿被压倒，我每天都会花半个小时的时间去弹钢琴，我很庆幸，父亲在我很小的时候就让我学会了体会音乐的力量。"

我们毕竟是吃五谷杂粮的凡人，哪会不遇到烦心的事呢？但只要我们保持内心平静，那么，无论外在世界怎么变化莫测，我们都能坦然面对，做到不为情感左右，不为名利所牵引，从而洞悉事物本质，完全实事求是。

对此，我们应积极寻求克服焦虑的心理策略，下面一些自我调节的方法或许有助于你早日摆脱焦虑。

1.尽可能地保持心平气和

有句俗语叫：欲速则不达。要摆脱焦虑最忌急躁，当然，对于那些有焦虑症的患者，这是有一定的难度的。

2.必须树立起自信心

那些易焦虑的人，通常都有自卑的特点，遇事时，他们多半会看低自己的能力而夸大事情的难度；而一旦遇到挫折，他们的焦虑情绪和他们的自卑心理更为明显，因此，我们在发现自己的这些弱点时，就应该引起重视并努力加以纠正，绝不能存有依赖性，等待他人的帮助。有了自信心就不害怕失败，如果十次之中成功了一次，就会增添一份自信，焦虑也退却了一步。

3.做好最坏的打算

谚语常说："能解决的事不必去担心，不能解决的事担心也没用。"这样一想，你会发现，在最坏的情况面前，也没什么可忧虑的，那么，你也就能变得积极了。

4.挖掘出引起焦虑和痛苦的根本原因

生活中的我们，一旦发现自己有焦虑情绪，就应该学会自我调节，把意识深层中引起焦虑和痛苦的事情发掘出来，必要时可以采取合适的发泄方法，将痛苦和焦虑的情绪尽情地发泄出来，经过发泄之后症状可得到明显减缓。

因此，我们始终要记住，人生在世，很多事我们控制不了，但我们可以选择自己的心态，以乐观、积极的心态面对，那么不好的机会也会成为好机会。如果用消极颓废、悲观沮丧的心态去对待，那么，好机会也会被看作不好的机会。

人生的平淡和起起伏伏都是生命的轨迹，而只有内心平和的人才能体味其中的真谛，因此，我们不妨以平常心看待生活，用心去享受简单生活中的快乐、幸福！

淡然面对，看淡结果

生活中的人们，不知你是否有这样的体会：骑车在路上行进，看到前面有棵树，你告诉自己一定要绕过去，但还是莫名其妙地撞上去了；失眠的晚上，会发现越想睡觉，却越发睡不着；越是克制自己不去想任何事情，却越无法停止思考；电影里，一人用刀挟制另外一个人，被挟制的人告诉自己一定不会受伤，但潜意识里已经将注意力转移到刀子上了，然后，悲剧真的发生了……同样的情况发生在那些戒烟瘾和戒网瘾的人身上，越是压抑，则越会反噬！也就是说，如果你做某件事，你把所有注意力都投入其中，你会发现，越是过分在意结果，越是紧张，结果也就越不尽如人意。

美国斯坦福大学的一项研究也表明，人大脑里的某一图像会像实际情况那样刺激人的神经系统。比如当一个高尔夫球手击球前一再告诉自己"不要把球打进水里"时，他的大脑里往往就会出现"球掉进水里"的情景，而结果往往事与愿违，这时候球大多都会掉进水里。

我们每一个人几乎都有过这样的经历，我们越是专注于某一件事情，越是很难做好。而许多感觉实在难以完成的任务，心里不去想了，以听之任之的心态去对待，往往却又轻而易举地做好了。

为此，我们在从事某件事时，要调节自己的心态，才能看淡结果，减少或者消除紧张感。

很多时候，人们在面对即将发生的事的时候，总是表现得十分紧张："我们研发部门花了半年的心血研究的产品，要是我给介绍砸了就全完了，怎么对得起他们呀。"事实上，你要明白的是，你可以掌握自己努力的程度，却把握不了最终成绩。患得患失，只会给自己创造遭受挫折的条件。

我们经常听到一句话："这件事意义重大。"有一些重大事件确实意义非凡，但我们日常中的发言、讲话有那么大意义吗？往往很多情况只是走个过场和走个形式。因此，要客观评价你讲话的作用与意义，把结果看轻而不是盲目放大。

那么，我们该如何转移自己的注意力、避免患得患失的心态呢？

1.摘掉假面具，承认自己的紧张

我们越是想获得成功，越是焦虑。此时，克服的方法是让紧张情绪反过来帮你的忙。心理学家称其为"积极性重构"，即以不同观点来看问题——是从好处看，而不是从坏处看。当你对自己有信心，又具有表达自己感受的勇气时，你就能把自己的焦虑减轻，使之化为力量，从而坚强起来。比如，当你准备开口时，如果你感到紧张，你也可以向听众袒露自己的心情，这样，不但听众会被你的坦诚打动，你的紧张感也会得到排解。如果掩饰自己的感受，只会使气氛更紧张，并且使人看起来很虚伪。

2.专注事情本身，淡化焦虑

如果太注重成功或失败，结果往往会失败。只要你注重事情本身的特点及规律，专心致志地讲好话、做好事，你就会收获意想不到的效果。

当我们能够以一种闲庭信步的心态面对你所从事的事，你就成为一个随心所欲、能控制自己紧张情绪的人了。

过分考虑后果、患得患失的心态只会让人紧张加剧。关注过度，就会把结果看得太重，做事就会受到影响。要想克服紧张，首先就要看淡结果、学会淡然面对。

找到紧张的根源，淡化焦虑

在现实生活中，一些人随着学业、事业的发展，需要经历这样一些场景：升学考试、求职面试、竞聘演讲、发表意见等，我们都希望发挥得更好，有更好的表现，但令不少人感到苦恼的是，人们对于这类考验心理素质的活动都会出现不同程度的紧张感，一些人无法做好心理调节，甚至还会因紧张而搞砸整件事。

其实，紧张是再正常不过的心理，事实上，紧张能使人的大脑皮层兴奋、开发潜能。许多专家认为紧张、压力是激发潜能的有利因素，紧张不见得是件坏事，适度紧张不但无害，还会起到积极的作用。以当众讲话为例，适度紧张会让我们重视听众，重视我们的表达方式，不会懈怠。只要你在乎听众，想给听众留下好印象，自然就会重视你的讲话，不会完全放松。

事实上，那些有良好表现的人也并未消除紧张感，因为他们明白这样反而会让自己产生一定的动力。

然而，如果紧张变成过度紧张，就需要我们进行调整了，因为它会造成思维停滞、言辞不畅，为此，我们需要把它降低到一定程度，让它成为一种助力而不是阻力。

那么，我们紧张的根源在哪里？既然紧张是人的一种反应式行为，那这种紧张到底是对什么做出的反应呢？

对此，我们不妨先来以高考为例进行分析：

相信大部分人都经历过高考，高考前一定都特别紧张，这是为什么呢？因为会担心意外情况的发生，万一发挥失常，万一考试那天发烧拉肚子，万一题目超出了自己复习的范围……很多偶然情况可能出现。这样，考试成功的把握就更没有多少了。一旦这种不安感产生，紧张感也会随之而来。然而，不得不说也有不少人不会担心这一点，这类人有两种：一种是成绩非常好的，比如保送生，他们早就被一些名牌大学钦点，但他们要证明自己的实力，坚持自己考，非北大、清华这类学校不上，因此，他们的把握很大，不会在考试中紧张。还有一种学生，他们的学习成绩很差，深知自己怎么都会考不上，"是妈妈让我考的"，不得不参加。这是连需求都没有的人，还紧张什么呢？所以心理学上有一句话"压力总是伴随着需要而产生"。无欲则刚，没有需求，人还有什么担心和害怕的呢？

从这个分析中，我们大致也可以推出人们在公共场合紧张的原因："有需求，没把握。"由于出现了害怕的感觉，让人产生了紧张感。无外乎就是害怕"自我形象不好""怕出丑""怕丢脸""怕没面子"。有了这种害怕心理，才会导致紧张出现。

美国魅力学校校长都兰博士认为，产生怯场紧张的原因主要有以下五个方面：

1.害怕做得没有想得那么好

比如，如果你需要参加演讲，一些人在演讲之前就为自己设定标准，一定要让听众接受自己的想法，一定要博得听众的掌声，一定要……但如果没有做到怎么办？于是，这种想法导致他们害怕起来。

2.准备得不太充分

无论是考试还是当众说话，临时抱佛脚都会让你产生恐惧的心理。

3.害怕负面评价

这与第一点异曲同工，对结果的过早考虑，会给人们带来焦虑感。

4.早期有失败的经历

曾经在众人面前丢脸、考试成绩不理想，要想重拾勇气，确实不易。

5.没有充分进入角色

当然，最后一点，也和前面四点有着不可分割的联系。

了解我们在很多场合下产生紧张感的原因，能帮助我们对症下药，找到具体的解决措施，以减轻紧张给自己带来的负面影响。

转移注意力，缓解焦虑

相信不少人会因希望减少紧张感而头疼：即便材料准备充足，甚至已经演练过很多次，但在进入状态前还是会紧张，甚至手忙脚乱、不知所措，对此，你不必恐惧，因为这是正常的心理状态。

所谓紧张感，就是指一个人与长辈尊者、陌生人见面，特别是与异性初次见面，或者在人多的场合发言时，所表现出来的不安、慌乱的感觉，或者说怯场。怯场一般是由于情绪过分紧张所致。在紧张的情绪状态下，人的大脑皮层中形成了优势兴奋中心，从而使保持记忆中枢的内容处于被抑制状态，具体表现为回忆不起熟悉的知识。怯场心理属于一种情境焦虑。

这种紧张的表现因人而异，一般表现为脸红、手足无措、声音颤抖、流汗等现象，严重的还会无法开口说话甚至晕倒。

各种不同的学科专家对紧张有不同的观点。有人认为紧张是人们保护自己、提高自己声望而产生的一种行为的反抗态度。也有人认为紧张与个人气质、性格和情绪有关，也有人认为紧张是一种恐惧情绪。

卡耐基提出："只有一个人能够治疗你的恐惧和紧张，那就是你自己。我不知道还有什么办法比'忘我'更好。当你感到害羞、胆怯、不安时，立刻把心思放在别的事上，忘记自己，人脑是不可以同时思考两件事的。"

那么，如何忘记自己呢？其实方法很简单，其中一个重要的方法就是转移注意力。

事实上，对于消除紧张心理卡耐基先生最有经验，而在他的众多经验中最基本的经验就是："把身体站直，然后开始信心十足地讲话吧！好似他们每个人都欠你的钱，你在催他们还债，假想他们聚在那儿是要求你宽限还债的时间。这种心理作用对我们大有帮助。"

我们不妨先来看下面的故事。

小白今年刚上大一，她是全年级学习成绩最好的学生，学校希望她能作为学生代表为大一新生做一次演讲。小白在收到这个通知后，烦恼了很多天，因为她从来没有在众人面前说过话，从前那些公共场合的表演，她也都是能推就推了。

这天晚上，小白准备在网上找一些资料来组织演讲内容，巧的是，她遇到了大自己一届的学姐，学姐也是"学霸级人物"，小白心想，可以问学姐一些关于演讲的问题。

切入正题后，小白问："学姐，我听说你以前也经常在全校师生面前演讲，你不紧张吗？"

"紧张啊，在所难免的。"

"那你是怎么克服的呢？我下周也要进行一次演讲，现在还处于担惊受怕中。"

"其实不用害怕，我有个方法，是我从那些演讲大师那儿学来的，你走上演讲台后，可以暗示自己，台下这些人都欠了你的钱，用一种俯视一切的心理，就没有什么好怕的了，实在不行，你可以把台下的人都当成空气，假设他们不存在，那还有什么好担心的呢？"

"学姐，你说得对，这应该是个不错的方法。"

……

按照学姐的方法，演讲时，小白发现自己真的不是那么紧张了，演讲结束，当她听到一阵阵掌声时，她知道自己人生的第一次演讲成功了。

当我们遇事紧张时，不妨也和案例中的小白一样，采取转移注意力的方法，这样，恐惧感将无迹可寻。

无论是身经百战的前辈还是新手们，在从事某些事时，总会经历一些恐惧，一些冲击，一些精神上的紧张，这是正常的。问题是，只要你能占据心理优势地位，所有顾虑都会一扫而光。

掌握随时随地克服紧张的几个小技巧

很多心理学专家给出建议，如果你是个容易情绪紧张的人，那么，在做事前最好先放松自己，最重要就是要把注意力从自己身上移开，为此，你可以做一些放松身心的活动。

杜先生是一名培训讲师，他的工作就是在全国各大企业对人才进行培训，自然免不了要经常在众人面前说话。对于自己的工作虽然已经十分熟悉，那些演说词，杜先生甚至已经能背下来了，但是每次演讲前，他还是莫名地紧张。这几年，杜先生逐渐摸索出了能帮助自己减轻紧张感的方法：平时没事的时候，他会在网上搜集一些小笑话，然后存在自己的手机里，到演讲前，他就拿出来看，那些小笑话能让杜先生开怀大笑，他心里所有的不安也就烟消云散了。

和故事中的杜先生相同，即便那些演讲大师，在演讲前也会紧张，只是他们都有属于自己的调节方法，杜先生使用的就是幽默放松法，的确，演讲中，要想有效表达自己的观点，首先要学会自我放松，放松才能自如。那怎样才能放松呢？这里，经验丰富者为我们分享了五个有用的方法。

1.深呼吸

采用呼吸调节法可以消除杂念和干扰。当自我感觉十分紧张时，有意识控制自己的情绪。

具体做法是，脚撑地，两臂自然下垂，闭合双眼，把注意力集中在呼吸上，静听空气流入、流出时发出的微弱声音。然后，以吸气的方式连续从1数到10，每次吸气时，注意绷紧身体，在头脑中反应出数字，在呼气时说"放松"，并在头脑中再现"放松"这个词，这样连续数下去。注意节奏放慢，让身体尽量松弛，直到感觉到镇静为止。你也可以在平时有意识地训练自己放松，这样，在演讲时候出现紧张心理时，就更容易调控情绪。

2.均衡运动，活动一下身体的一些大关节和肌肉

均衡运动是指有意识地让身体某一部分肌肉有规律地紧张和放松。比如我们可以先握紧拳头，然后松开；也可以固定脚掌，做压腿，然后放松。做肌肉均衡运动的目的在于让你某部分肌肉紧张一段时间，你便不仅能更好地放松那部分肌肉，而且能更好地放松整个身心。你需要注意的是，做的时候速度要均匀缓慢，动作不需要有一定的格式，只要感到关节放开，肌肉松弛就行了。

3.闭目养神

闭上眼睛，着意去想象一些恬静美好的景物，如蓝色的海水、金黄色的沙滩、朵朵白云、高山流水等。

4.收集笑话，建立自己的"开心金库"

平时多收集一些笑话，在上台前想一想最好笑的那个，让自己开心起来。经研究，笑能很快的使神经放松。

5.把注意力从自己身上移开

在考试前，老师会给出一些建议：对那些不会做的题目，可以先转移注意力，减少焦虑，回避这个一时解答不了或暂时回忆不起来的问题，当其他问题解答完之后再回过头来"重新"思考回避的问题。这种做法可以使优势兴奋中心得以转移。

同样，在做其他事前，你也可以休息片刻或者活动一下四肢、头部，来调节中枢神经系统，从而使抑制状态得到缓解。

你也可以将注意力集中到一些日常物品上。比如，看着一朵花、一点烛光或任何一件柔和美好的东西，细心观察它的细微之处。点燃一些香料，微微吸它散发的芳香。

当然，要想真正消除紧张心理，从根本上来说你还是要降低对自己的要求。一个人如果十分争强好胜，事事都力求完善，事事都要争先，自然就会经常感觉到时间紧迫，匆匆忙忙。而如果能够认清自己能力和精力的限制，放低对于自己的要求，凡事从长远和整体考虑，不过分在乎一时一地的得失，不过分在乎别人对自己的看法和评价，自然就会使心境放松一些。

如果在准备充足的情况下，你还是会产生紧张情绪，那么，掌握一些放松自我的技巧可以让我们"应急"！

第 10 章

摆脱自卑，不完美本就是人生的常态

　　心理学家认为，在众多心理问题的成因中，自卑占了很大一部分，而自卑来自人们对自身的不正确评价，我们每个人都希望表现得更完美，都希望得到更好的评价，然而，每个人都是独特的自己，在生活中都有自己的位置，都扮演着不同的角色，在自己的世界里，我们是主角，在别人的世界里也许只是龙套。事实上，活出真正的自己，坦然面对生活给予的一切，不要苛求完美，才能让自己活得更真实。

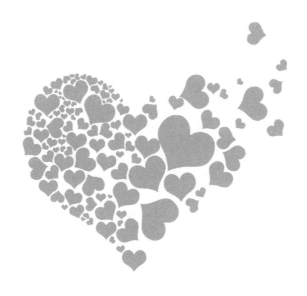

只有自我肯定，才能获得自信

每个人都希望得到别人的认同与肯定，但是，在别人肯定你之前，你要先肯定你自己。肯定你自己的能力，这是通往成功路上的一个保证，如果你把自己都否定了，那么别人凭什么来肯定你呢？不管在任何时候，都要充满自信，肯定自己的能力，只有这样，你才会获得成功。

发明家爱迪生曾经长时间专注于一项发明。对此，一位记者不解地问："爱迪生先生，到目前为止，您已经失败了一万次了，您是怎么想的？"

爱迪生回答说："年轻人，我不得不更正一下你的观点，我并不是失败了一万次，而是发现了一万种行不通的方法。"

正是怀着这份自信，爱迪生最后成功了：在发明电灯时，他也尝试了一万四千种方法，尽管这些方法一直行不通，他也没有放弃，而是一直做下去，直到发现了一种可行的方法为止。

我们在生活中、工作中有时候会发现一些错误，或许某些权威让我们觉得这些错误是不适当的，这时候，我们开始怀疑自己辨别错误的能力，不敢大胆地指出错误。其实在这个时候，我们就更应该肯定自己，而不是怀疑自己的辨别能力。

总之，肯定自己就是相信自己，每个人的能力都是一定的，如果你认定自己是一个有能力、有才华的人，那么你就会发挥出你的一切天赋；相反，你否定自己，认为自己是个"窝囊废"或者"疯子"，那么你就觉得自己一无是处，根本发挥不出任何优势。事实上，只要肯定自己，就会获得别人加倍的认可，这样你就会离成功越来越近。

不切实际的比较只会导致自卑

生活中，我们每个人都知道，手指各有长短，人与人各不相同，不切实际的比较只会带来内心的自卑，是我们不快乐的根源。

"这段时间，我觉得自己挺奇怪的，只要看到别人的得意之处，总会忍不住与自己相比，结果一比，我发现自己处处不如人。比如，放学之前，大家会交流自己的复习情况，如果我听到有人说今天又做了多少套题，记了多少知识点，或者背了多少单词，我内心就会莫名地恐慌，甚至还有点恨对方，心中暗暗诅咒对方考不好。虽然也知道这样的想法很不对，但我就是控制不住自己。我为此感到很苦恼，最近也失眠了，难道我真的是一个很坏的人，忍受不了别人比自己强吗？"

这类心理恐怕很多人都曾有过。心理学家指出，如果我们不加以控制盲目比较的心理的话，轻则会影响到我们的心理健康，严重的甚至会让我们产生心理疾病。只有做到少一些比较，才能多一些开心。

的确，在我们生活的周围，不少人喜欢拿自己和某种人对比，相比之下，他们发现，自己在很多方面都不如别人，比如工作能力不如同事，工资不如同学，孩子没别人的聪明，自己太瘦、太胖或者太矮等，所以他们觉得自己一无是处。其实，你要明白一点，你永远也不可能是这个世界上最优秀的人，所以你不必自卑。每个人都是独一无二的，没有人和你一样，这就好比每一片树叶和每一朵雪花都是不同的，你不必与别人一较高下，因为你是独特的。

每个人内心的自卑确实都不是来自其经验或者事实，而是来自其对事实的结论或者看法，比如，你没法唱出动听的歌声，无法在世界级的舞台上翩翩起舞，但这并不代表你这个人"不行"，你所有负面的想法都来自你拿别人的标准在衡量自己的结果。

在美国的北卡罗来纳州，有个叫艾迪斯·阿尔雷的女士，因为失眠，她给心理医生写了一封信，信的内容是这样的：

"很小的时候，我就是一个羞涩、敏感的女孩，我身形肥胖、脸颊上很多肉，这让我显得更臃肿了，我的母亲是个很古板的女人，在她看来，把衣服穿得很合适是一件愚蠢的事，这样也容易把衣服撑破，所以她一直让我穿那些宽大的衣服。"

"我很自卑，从来不敢参加任何朋友的聚会，在我身上也没发生过任何让我开心的事，同学们组织的活动我也不敢参加，甚至就连学校的运动会我也不去。我太害羞了，在我看来，我肯定是与别人不一样的。"

"在我成年后，我很顺利地结了婚，我的丈夫比我大几岁，但我还是无法改变自己。我丈夫一家都很自信，我也一直想要和他们一样，但我根本做不到。他们也曾几次努力想要帮助我，但结果还是未能如愿，我变得更害羞了。我开始紧张易怒，不敢见任何朋友，甚至门铃一响我就紧张起来。我想我真是没救了，我怕丈夫察觉出来这个糟糕的我，我尽量装得开心一点，有时候还表现过火，因为事情过后我都觉得自己累得虚脱了，我没办法入睡。最后，我开始怀疑自己是否应该继续活下去，于是，我想到了死亡。"

当然，艾迪斯太太并没有自杀，那么，是什么改变了她的想法呢？只是她偶然听到的一句话。在给心理医生寄来的那封信里，她提到了此事：

"改变我自己和我的生活状态的，只是偶然间我听到的一句话。这天，我和婆婆谈到了教育的问题，她谈到自己的教育方法：'无论我的孩子遇到什么，我都告诉他们要保持自我本色。'"

"'保持自我本色'，这简短的一句话就像一道光从我的脑海中闪过，我突然发现，原来在我看来所有的不幸都只是因为我把自己放置到某个模式中。在听到这句话后，我瞬间发生改变了，我开始遵循着这句话生活，我努力认清自己的个性，找到自己的优点，我开始学会如何按照自己的喜好、身材去搭配衣服，以此展示自己的品位。我开始主动走出去交朋友，我开始加入一个小团体中，每次当大家叫我上台参加某个活动时，我都鼓足勇气，慢慢地我大胆了很多，这是一个长期的过程，但我确实发生了不小的变化。我想，当我以后教育我的子女时，我一定告诉他们我的这一段经历，我希望他们能记住：无论何时，都要保持自我本色。"

威廉·詹姆斯曾说过这样的话："一般人的心智使用率不超过百分之十，很多人都不了解自己到底还有些什么才能。人们往往对自己设限，因此只运用了自己身心资源的一小部分。实际上，我们拥有的资源很多，但却没有成功地运用。"

好莱坞著名导演山姆·伍德曾说，对于他来说，最头疼的事就是让那些年轻的演员保持自我，他们每个人都想成为翻版的拉娜·特勒和克拉克·盖博，可是观众想要点"新鲜的味道"，而不是那种他们已经"尝过"的。

既然我们有那么多未被开发的潜能，那么，你又何必担心自己不如别人呢？

任何一个因为比较导致自卑的人都应该明白，在这个世界上，不会有第二个你，现在没有，以后也不会有。这一点，我们能从遗传学的书籍中找到证据。我们每个人都是由父亲和母亲的46条染色体组合而成的，决定我们遗传的，就是这46条染色体，每一条染色体中，还有数百个基因，任何一个单一的基因又能影响甚至改变我们的一生，这就是令人敬畏的人类生命的形成。

自从你来到这个世界上，你就是独特的，你应当为此而雀跃，你应该善于运用自己的天赋。其实，那些所谓的艺术，也都是对自我的一种体现而已，你能唱的、画的也都只有你自己，造就的只有你的经验、环境和遗传，无论如何，你只要好好打理你的后院，只有在你生命的舞台中演奏好自己的乐器，才能活得精彩。

爱默生在他的短文《自我信赖》中说过这样一段话："无论是谁，总有一天，他会明白，嫉妒是毫无用处的，而模仿他人简直就是自杀，因为无论好坏，能帮助我们的，只有我们自己，一个人只有耕好自己的一亩三分地，才能收获自家的粮食；你自身的某种能力是独一无二的，只有当你努力尝试和运用它时，你才能真正感受到这份能力是什么，也才能体会它的神奇。"

有点缺憾反而让你更真实和可爱

俗话说："金无足赤，人无完人"，我们常常以这样一句话来安慰身边有某些缺点的人，然而，当面对自己时，不少人似乎没办法摆正心态，他们因为自己的一些缺点而感到自卑，甚至一蹶不振，他们似乎看到了渺小而又满身缺点的自己，然后陷入自卑的旋涡里。之所以出现这样的情况，是因为他们自身无法调整好心态，他们没发现，如果一个人足够自信而坦诚的话，那么，他会显得很可爱。

在一次盛大的招待宴会上，服务生倒酒时，不慎将酒洒到了坐在边上的一位宾客那光亮的秃头上。服务生吓得不知所措，在场的人也都目瞪口呆。而这位宾客却微笑着说："老弟，你以为这种治疗方法会有效吗？"宴会中的人闻声大笑，尴尬场面即刻打破了。借助"自嘲"，这位宾客既展示了自己的大度胸怀，又维护了自我尊严。我们不免对其心生敬意。

的确，能否接纳自己是衡量一个人心理状况是否积极和健康的一项重要指标。那些自信的人，通常心态积极健康，面对自身的不足和缺点，他们都能坦然面对，这样的人通常在生活中也会有很好的表现。

人生在世，如果紧盯着自己的缺点，那么，这将会成为我们愉快生活的最大障碍。减小自己的心理负荷，抛开一切得失成败，我们才会获得一份超然和自在，才能享受幸福、成功的人生。

另外，我们会发现，那些高高在上、看似完美的人似乎没有什么朋友，人们也不愿意与之交往，就是因为他们用完美给自己树立了一个高大形象，反而让人们敬而远之。

有研究结果表明：对于一个德才俱佳的人来说，适当地暴露自己一些小小的缺点，不但不会形象受损，反而会使人们更加喜欢他。这就是社会心理学中的"暴露缺点效应"。那么，人们为什么会对那些有缺点的人有更多的好感呢？这是因为：

（1）人们觉得他更真实，更好相处。

试想，谁愿意和一个"完美"的人相处呢？那样只会觉得压抑、恐慌和自卑。

（2）人们觉得他更值得信任。

众所周知，每个人都有缺点，坦承自己的缺点可能会使人失望，难受一阵子，但经过这"阵痛"之后，人们对他的缺点注意力就会下降，反而更多地注意他的优点，感受他的魅力。

与此相反，假如一个人为了给人们留下好印象，总是掩盖自己的缺点，可能刚开始会让大家觉得他是个不错的人，可一旦缺点暴露后，就会使人们更加难以接受，并给人以虚假猥琐的感觉。这正如一位先哲所说的那样："一个人往往因为有些小小的缺点，而显得更加可敬可爱。"

生活中，尤其是作为领导和长辈的人们常常认为：在与下属或者晚辈交往中，应尽量向他们显示自己的优点，以便下属喜欢自己，从而使自己具有较高的威信。其实，这种想法是错误的，因为把自己装扮成"趋于完美的人"，会让对方有种"可敬而不可爱""可望而不可即"的感觉，不是一群活生生的人，而只是一具具毫无瑕疵又不带感情的躯体，从而减少对你们的喜爱程度。

生活中，因为存在缺点而自卑的人，要这样调节心理：

1.发现自己的优点，增强自信心

每个人都不是完美的，有优点自然也有缺点，但我们不要一味地盯着自己的缺点看，这样只会让你灰心丧气。发现自己的优点，能帮助你培养自信心、历练自己的能力，在获得成就后，你会更有信心地生活。

2.率真自然，坦诚自己的感受

在生活中，可能我们都被长辈告知过，做人要低调，要追求完美和成熟。诚然，这是我们应该遵循的处世原则，但这并不意味着我们要压抑自己的喜怒哀乐。哈佛大学一位教授曾说过："我每次都很紧张，因为我害怕被别人发现一些内心的感受，但却被自己搞得很累，学生们也很累，我极力想表现自己完美的一面，争取做个'完人'，但每次都适得其反。其实，打开自己，袒露真实的人性，会唤起学生真实的人性。在学生面前做一个自然的人，反而会更受尊重。"

的确，人无完人，追求完美固然是一种积极的人生态度，但如果过分追求完美，而又达不到完美，就必然心生忧虑和自卑。过分追求完美往往得不偿失，反而会变得毫无完美可言。

人生第一要学习的，就是如何摆脱自卑

心理学家认为：一个人如果自惭形秽，那他就不会成为一个美人；如果他不相信自己的能力，那他就永远不会是事

业上的成功者。从这个意义上说，如果你是个自卑的人，那么，你有必要割除自卑意识这颗毒瘤。自卑形成的原因有很多，比如，我们的外貌、身体缺陷、家庭环境，某方面的能力欠缺等，但总的来说，这些负面的想法都会堆积在我们的潜意识中，而潜意识拥有无穷的力量，并且不易被你察觉。所以，自卑意识的产生并非一日之寒，需要我们逐步更正，逐步建立自信。

因此，自卑感并不是变态的象征，而是个人在追求优越地位时一种正常的发展过程。但如果能以自卑感为前提，寻求卓越，那么，我们是能实现自我超越和获得成就的。我们每个人要想获得快乐和成功，第一步要做的就是超越自身某方面不足带来的自卑感。

曾有这样一个小故事。

有一个女孩名叫兰，她长相平平，在美女如云的班级里，她只是一棵不起眼的小草儿；她成绩平平，无法让视分数如珍宝的老师青睐；除了会写几首浪漫小诗给自己看外，没其他特别突出的技能，不会唱歌，也不会跳舞。兰心里很寂寞，没有男孩追，没有同学和她做朋友。

有一天清晨，她拉开门，惊讶地发现门口摆着一束娇艳欲滴的红玫瑰，旁边还有一张小小的卡片。她迅速地将花和卡片拿到自己的房间，轻轻地打开卡片。上面有几行字，是这样写的：

"其实一直以来我都想对你说一声：我喜欢你。但却没有勇气，因为你的一切让我深感自卑。你那平静如水的眼神，你优美的文笔，你高雅的气质，让我很难忘记。所以，我只能默默地看着你。"——一个喜欢你的男生。

兰的心怦怦直跳，没想到自己还有那么多的优点，自己原来并不是一个毫不起眼的人啊。从那以后，兰开始主动和同学交谈，成绩也渐渐上升，慢慢地，老师和同学都变得很喜欢她。高中毕业以后，她考上了大学，凭着那份自信，她在学校中尽情发挥自己的才能，赢得许多男生的追求。最后，大学毕业后她找了一份很满意的工作，并且找了一个深爱她的丈夫。

兰一直有一个心愿，就是找出那个给她送花的人，想感谢他让自己重新找回了自信，要不是那朵花，现在一切或许都不会发生。有一天，她无意间听到她爸妈的谈话。她妈说："当年你想的招儿还真有用，一束玫瑰花就改变了她的生活。"

兰不禁愕然，怪不得那字看起来像被人故意用宋体写的，但一束玫瑰花的作用真那么大吗？不，是自信改变了兰的生活。

对自己充满信心，是成功的重要原则之一。检验你的信心如何，要看你在最需要的时候是否应用了它。

心理专家指出，人们自卑感的产生，很多时候是消极暗示的产物，也就是说，反过来，我们多给自己积极的暗示，可以提高自信心。

自卑不仅仅是一种情绪，也是一种长期存在的心理状态。有自卑心理的人，在行走于世的过程中，他们的心理包袱会越来越重，直至压得人喘不过气。它会让人心情低沉，郁郁寡欢。因为不能正确看待、评价自己，他们常害怕别人看不起自己而不愿与人交往，也不愿参与竞争，只想远离人群，他们缺少朋友，甚至自疚、自责、自罪；他们做事缺乏信心，没有自信，优柔寡断，毫无竞争意识，享受不到成功的喜悦和欢乐，因而感到疲惫、心灰意冷。

道理人人都懂，但很多人还是陷入不能发现自身优点的泥沼中，为此而困惑不已。其实，我们应该在比较中发现自己的优点。与杰出人物相比，我们的优点确实暗淡了一些，但和懒惰的人比，我们勤奋；和迟钝的人比，我们聪明；和残酷的人比，我们富有爱心。这样比下去，我们还为没有优点而苦恼吗？

毋庸置疑，每个人都有自己的闪光点，你现在感觉不到是因为你把精力都放在了弥补缺点上，或者发挥错了方向。一个人如果能知道自己的闪光点在哪里，就能最大限度地发挥它，使它照亮自己的人生。

因此，要消除自卑感，就需要我们看到自己的独特之处。

每个人都是完全不同的个体，没有任何人是一无是处的，自信是一种认知的开始，因为透过自我观照，才能了解自己的专长、能力和才华，这样，你的自信便会不断储备，自卑也就无处可容。

总之，世界上不缺少美，而是缺少发现美的眼睛。只要你善于发现自己身上的优点，就不会自卑。每个人都有自己的长处，只有学会发现自己的长处，才会变得自信；只有学会发现自己的长处，才会懂得自己的珍贵；只有学会发现自己的长处，学会尊重自己，才能让别人也尊重你！

坦然面对他人的不喜欢

在现实生活中，我们每个人都希望能获得周围人的肯定，但我们要明白的是，不可能让所有人都喜欢我们，如果我们奢求获得所有人的喜欢，那只是庸人自扰。而正是因为苛求来自外界的喜欢，一些人一旦得到了来自外界的负面评价，就会烦恼不已、寝食难安，实际上，这类人之所以会出现这样的状态，是因为内心自卑，不够强大。

德国哲学家尼采说："面对别人的不喜欢，应有坦然的态度。对方若是从生理上厌恶你，即便你如何礼貌地对待他，他都不会立刻对你改观。不可能让全世界的人都喜欢你。以平常心相待便是。"诗人但丁也曾说："走自己的路，让别人去说吧。"的确，我们不可能获得所有人的支持和认同，面对他人的不喜欢，我们应该持有坦然的态度。

我们不难发现，任何一个内心强大的人，多半都是特立独行的，他们从不奢求让所有人喜欢他们，在他们追求成功的道路上，也听到了一些他人的闲言碎语，但他们始终坚持做自己，坚持自己的信念，最终，他们成功了。因此，我们也要明白一个道理：让所有人都喜欢我们是很不成熟的想法，不必委曲求全。做好自己，你才能获得快乐。

因此，任何一个自卑者，如果你还在为别人的评价而忧虑的话，那么，你首先需要记住一条处理关系的准则："不要试图让所有人都喜欢你。"因为这不可能，也没必要。

有人问孔子："听说某人住在某地，他的邻里乡亲全都很喜欢他，你觉得这个人怎么样？"

孔子答道："这样固然很难得，但是在我看来，如果能让所有有德操的人都喜欢他，让所有道德低下的人都讨厌他，那才是真正的君子呢。"

对于这一问题，美国作曲家狄姆斯·泰勒做法更干脆，对于别人的批评，他丝毫没有被影响，反而能在公开场合一笑置之。在星期天下午的音乐节目中，他说，曾有位女士给他写了这样一封信，内容大致是骂他是"叛徒""骗子""白痴""毒蛇"等。在他后来的作品《人与音乐》中，他提及了这一段往事："刚开始，我以为她只是开开玩笑，随便说说的，于是，在第二个星期的广播节目中，我把这封信公开地念了出来。可是谁知道，就在几天之后，我又收到了这位女士的来信，她依然坚持她原来的想法，在她口中，我依然是一个骗子、一个叛徒，一条毒蛇和一个白痴。"

美国企业家查尔斯·史瓦伯曾经在普林斯顿大学演讲，他说自己曾接受到的最深刻的一次教育是钢铁厂中的一位老工人告诉他的，这位老工人和另外一个工人卷入了一场激烈的争斗中，结果最后那位工人把他扔进了河里。史瓦伯说："我看见湿漉漉的一个人来到我的办公室，然后问他到底发生了什么，是什么语言激怒了对方让他把你丢进河里，他的回答是：'我什么都没有说，只是一笑置之。'"从此，史瓦伯把这位老工人的话当作人生的信条。

不止如此，其实我们任何一个人，都应该记住这句话，对于别人的攻击，如果你反驳的话，那么，可能会让对方更加针锋相对，但是如果你"一笑置之"，那么，对方还能说什么呢？

林肯总统带领军队结束了美国内战。假如他不会处理那些纷至沓来的攻击，估计他早就崩溃了。林肯对付那些恶意批评的方法已经成为我们学习的榜样。在麦克阿瑟将军的办公桌和丘吉尔的书房里，都有林肯总统的这段话："对于任何攻击，只要我不做出任何反应，那么，这件事自然会告一段落。我会努力做到最好，直到我的生命结束。我相信，最终能证明我是对的，那些指责是莫须有的。当然，假如证明是我错了，即使有10位天使站出来为我说话，也无济于事。"

世界上确实有不少人，你越是努力和他结交，努力给他帮忙，他越是不把你放在眼里。反之，如果你做出成绩了，又不狂妄自大，自然能赢得别人的敬重。

但其实反过来一想，无论你怎么做人做事，总会有人欣赏你，让所有人喜欢是件不可能的事，想让所有人讨厌也不那么容易。球星贝克汉姆也曾说："无法让所有人都喜欢你。"

的确，要想打破他人的成见，我们最应该做的是做好自己，用实力给他们致命的一击，正如贝克汉姆的表现一样。当然，即使那些偏见永远存在，也不必为之伤脑筋。你做任何事情，来自外界的评价都是两方面的，所以不要只看到杯子有一半是空的，还应该看到它还有一半是满的。对于别人的批评，有则改之，无则加勉，但没有必要影响自己的心情；对于看不惯你的人，如果他发现了你的缺点，应该勇于改正，如果是误会，应该解释，解释不清，就不去解释，不妨敬而远之，敬而远之犹不可得，就鄙而远之。

　　不少人因为人际关系中不好的评价而自卑，但你需要明白的是，即使你做得再完美无缺，也没有招惹任何人，仍然会有人看不惯你，仍然会有很多不利于你的传言。对此，你只需要记住一个原则：坦然应对。

第 11 章
战胜拖延：拖延心理只会导致一事无成

　　我们的生活中，有不少人有拖延心理，他们总是习惯性拖延，今天的事情总会留到明天，然而"明日复明日，明日何其多"，即使再完美的计划、再伟大的梦想，如果没有你的行动，那么，它都是一个空想而已。俗话说："今日事，今日毕，留到明天更着急。"拖延者往往都有很大的精神负担，事情未能及时完成，却都堆在心上，既不去做，又不敢忘，实在比多做事情更加受罪。因此，我们要努力调节自己的拖延心理，立即行动。

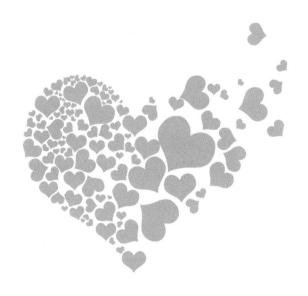

告别拖延，立即去做

现代社会，无论是职场还是商场，其竞争的激烈程度都如战场，假如你也渴望成功，那么，你就应该牢牢地记住，对于执行力的天敌——拖延，我们一定要懂得调节，因为执行力就是竞争力，成败的关键在于执行。美国钢铁大王安德鲁·卡耐基在未发迹前的年轻时代，曾担任过铁路公司的电报员。

有一天，其他人都在放假，卡耐基却需要值班。然而，这样一个看似平凡的日子，却发生了一件意想不到的事。

当时，卡耐基正躺在椅子上休息，他突然听到电报机嘀嘀嗒嗒传来了一通紧急电报，吓得从椅子上跳起来。电报的内容是：附近铁路上，有一列货车车头出轨，要求上司通知各班列车改换轨道，以免发生追撞的意外惨剧。

该怎样做？这天放假，能对此事负责的上司都不在，但如果此时不立即决策的话，那么，很可能会发生一些我们无法预料的严重后果。时间慢慢过去了，事故可能就在下一秒发生。

情况十分危急，此时的卡耐基只好敲下发报键，冒充上司的名义下达命令给班车的司机，调度他们立即改换轨道。避开了一场可能造成多人伤亡的意外事件。

就在这一切完成后，卡耐基的心里开始打鼓了，因为很明显这是利用上司名义、擅自发报，唯一的处分是立即革职。但又一想，这一决定是对的。于是在隔日上班时，他写好辞呈放在上司的桌上。

但事情似乎并不像卡耐基想的那样。第二天，当他站在上司办公室的时候，上司当着卡耐基的面，将辞呈撕毁，拍拍卡内基的肩头："你做得很好，我要你留下来继续工作。记住，这世上有两种人永远在原地踏步：一种是不肯听命行事的人；另一种则是只听命行事的人。幸好你不是这两种人的其中一种。"

卡耐基之所以成功，是因为他有成功者的品质，这一点，在他未发迹时就已经显现出来了。

有人说世界上的人分别属于两种类型。成功的人都很主动，我们叫他"积极主动的人"；那些庸庸碌碌的普通人都很被动，我们叫他"被动的人"。仔细研究这两种人的行为，可以找出一个成功原理：积极主动的人都是不断做事的人。他真的去做，直到完成为止。被动的人都是不做事的人，他会找借口拖延，直到最后他证明这件事"不应该做""没有能力去做"或"已经来不及了"为止。

有人说天下最悲哀的一句话就是：我当时真应该那么做却没有那么做。每天都可以听到有人说："如果我在那时开始那笔生意，早就发财了！"或"我早就料到了，我好后悔当时没有做！"一个好创意如果胎死腹中，真的会叫人叹息不已，感到遗憾，如果真的彻底施行，当然也会带来无限的满足。

那么，该怎样克服拖延的坏习惯呢？以下五点可供我们参考。

1.承认自己有拖延的习惯，有意愿克服才能成功解决问题

2.找到拖延的原因

很多人迟迟不敢动手，是因为害怕失败，如果是这一原因，那么，你就应强迫自己做，假想我这事非做不可，这样你会惊讶事情竟然做好了。

3.严格地要求自己，磨炼你的毅力

爱拖延的人多半意志薄弱，当然，磨炼自己的意志并非一朝一夕就能做到的，需要你从小事、简单的事做起，并坚持下来。

4.别总为自己找借口

例如"时间还早""现在做已经太迟了""准备工作还没有做好""这件事做完了又会给我其他的事"等。

5.坚持到最后，找到成就感

持续不断地做事很容易让人对事情产生厌烦感。应该做到告一段落再停下来，会给你带来一定的成就感，促使你对事情

感兴趣。

一个人之所以懒惰，并不是能力的不足和信心的缺失，而是在于平时养成了轻视工作、马虎拖延的习惯，以及对工作敷衍塞责的态度。要想克服懒惰，必须要改变态度，以诚实的态度，负责、敬业的精神，积极、扎实的努力，才能做好工作。

立即行动，宁愿错也要尝试

我们都知道，失败者之所以失败，有很多原因，而其中一个重要方面就是做事拖延，同样，对于成功者而言，做事绝不拖延肯定是其最重要的品质之一。生活中的每个人，要想在日后有所作为，必须从现在开始就养成立即执行的习惯，而如果你有拖延症，你要做的第一步就是进行心理自愈，克服拖延症。

实际上，生活中那些有拖延习惯的人，多半是拖延心理在作怪。我们先来看下面一个小故事。

有一位美丽的女士，她怀孕了，无聊的她想打发时间，于是，她买来一些漂亮的毛线，想着给未出世的孩子织一件衣服，可是她却迟迟没动手，她总是懒懒地躺在床上，每当她想到那些毛线时，她总是告诉自己："还是先吃点东西，看看电视，等会儿再说吧。"可是等她吃完东西、看完电视以后，她发现天已经黑了，于是，她会说："晚上开着灯织毛衣对孕妇的眼睛不好，还是明天再织吧。"到第二天，她还用同样的借口拖延。

她的丈夫是个贴心的好男人，他心疼妻子，就并未催促她，她的婆婆看到那些被放到柜子里的毛线，本想替她织，但她却坚决要自己为孩子织毛衣，她还心想，如果是个女儿，一定要织个漂亮的毛裙，如果是个男孩，就织一件毛裤。但随着她的肚子越来越大，她越来越不想动，后来，她告诉自己，要不就等孩子生出来再织也行。

时间过得真快，孩子很快生出来了，是个漂亮的小姑娘，带孩子成为她主要的生活重心，孩子渐渐长大，很快就到一岁了，可是那件毛裙还没开始织，后来，她发现，这些毛线已经不够给孩子织了。于是打算只给孩子织一个毛背心，不过打算归打算，动手的日子却一拖再拖。当孩子两岁时，毛背心还没有织。当孩子三岁时，她想，也许那团毛线只够给孩子织一条围巾了……渐渐地，她已经想不起来这些毛线了。孩子开始上小学了，一天孩子在翻找东西时，发现了这些毛线。孩子说真好看，可惜毛线被虫子蛀蚀了，便问妈妈这些毛线是干什么用的。此时她才又想起自己曾经憧憬的那件漂亮的、带有卡通图案的花毛衣。

这只是生活中的一个小故事，但它却告诉我们一个道理，拖延习惯会毁掉我们最美好的梦想，要克服拖延的习惯，必须先改正拖延的心理。如果不下决心现在就采取行动，那事情永远不会完成。

绝不拖延首先是一个态度问题，只要你坚持采用这种态度，久而久之就形成了一种习惯，最后，这种习惯会融入你的生命，成为你展现个人魅力的优秀品质。正如持续改善的正面力量一样，拖延的反面力量同样强大。每天进步一点点，持之以恒，水滴石穿，你也必将能成就自我。而每天拖延一点点，你的惰性会越来越大，长久下去，你将跌入万劫不复的深渊。明代大学士钱福曾写过一首著名的《明日歌》："明日复明日，明日何其多！我生待明日，万事成蹉跎。世人若被明日累，春去秋来老将至……"这正是对做事拖延的真实写照。

因此，如果你是个爱拖延的人，那么，你必须学会挑战并克服它，有位伟人说过："世界上只有两种人：空想家和行动者。空想家们善于谈论、想象、渴望，甚至设想去做大事情；而行动者则是去做！你现在就是一位空想家，似乎不管你怎样努力，你都无法去完成那些你知道自己应该完成或是可以完成的事情。不过不要紧，你还是可以把自己变成行动者的。"这其中，行动者就是那些懂得调节心理的人，他们并不是没有拖延心理，而是因为他们能克服，并立即行动，空想家却是那些任凭拖延心理侵占内心的人，于是，他们刚开始行动就懈怠了，梦想对于他们来说，也永远只是梦想。

总之，我们任何人，想要有所成就，就要把拖延这一恶习从你的个性中连根拔除，也许拖延正在一点一点地吞噬你的生命。如果你不把这一习惯铲除，要取得任何成就都是十分困难的。为此，我们应抓紧时间，从现在开始，努力调节自己的拖延心理，从现在起珍惜时间。

管理时间，效率是工作第一位

在任何一个城市，最忙碌的也许就是上班族，工作、家庭、聚会，好像什么都必须参与，时间总是不够用，其实很多时候是因为他们缺乏紧迫感，让时间白白流失了。

据专家考证，一般上班族真正每天用于上班达到忘我境界的时间往往只有2个小时。而原因之一就是我们常常做事没有紧迫感，要么等到最后时限才紧赶慢赶，要么坐等下班。在现如今飞速发展的时代，时间就是金钱，时间就是生命。没有哪位上司喜欢效率过低的员工，工作效率是企业的生存之本，也是员工在企业中的发展之本。工作时我们要忌怠慢心理，优哉游哉的心境适合逛商场，而不是职场。无论从哪个角度看，我们都应该珍惜时间，培养快节奏的工作习惯。

具体来说，我们应该这样做：

1.制订工作计划，有的放矢

每日为自己制订一个工作计划，做一个工作列表，把每日需要做的具体工作按照轻重缓急程度排列，最好将相似的工作排在一起，这样可以先处理紧急的工作，再处理重要的工作，最后处理简单、缓慢的工作。制订工作计划每日的工作才有方向，才不会走冤枉路，马壮车好不如方向对，没有方向瞎忙活，再努力也是枉然。

2.注意力集中

工作时一定要集中精力，全身心地投入，避免分心，要学会善于集中精力做一件事，而且是做好这件事。工作切忌三心二意，那样只会捡了芝麻掉了西瓜，甚至哪件事都做不好，让别人否定你的能力。

3.化繁为简

将简单的东西复杂化不是本事，将复杂的东西简单化才是能耐。当工作像山一样堆在面前，不要硬头皮干，那样根本做不好。首要的任务就是将工作简化，当面前的大山被你简化成小山丘，豁然开朗，起到了事半功倍的效果。

4.借助辅助工具

现代社会，办公室工作早已脱离了纸笔，会工作的人都擅长运用一些辅助工具，比如，电脑、手机等，简单的电脑办公软件有Word、Excel、PPT等，帮助我们编辑文件、分析统计数据等，有的公司还会使用财务软件、库存软材等，我们还可以使用手机的记事本、闹钟、提醒、计算器等功能，帮助我们记录、提醒重要事件。

5.经常充电

多学习知识，尤其是专业知识，只有不断更新知识，不断学习，才能更有效地应对层出不穷的职场问题，处理高难度的工作难题，才能比别人更优秀。

6.保证睡眠

睡眠在人的生活中占据相当重要的地位，在一天的24小时中，睡眠至少占三分之一的时间，可见睡眠是不能应付的。只有身体、大脑得到充分的休息，我们才能有旺盛的精力投入工作中，也才能提高工作效率。

7.劳逸结合，会休息才会工作

不能一味地埋头工作，就像老牛拉犁一样，人的体能是有限的，大脑也是需要休息的，超负荷的工作只能降低工作效率，产生事倍功半的结果。不会休息就不会工作，要学会适当的放松，工作间站起来活动几分钟，喝杯水，听听音乐都可以让身心放松下来。工作时要为自己保留弹性时间。

8.平衡工作和家庭

我们要做到平衡处理工作和家庭的关系：

第一，工作和家庭生活要划清界限。对家人做出承诺后就一定要做到。同时应尽量减少承诺，较低的期望值可以避免造成失望。

第二，学会忙中偷闲。不要一投入工作就忽视了家人，有时10分钟的体贴比10个小时的陪伴还更受用。

第三，学会利用时间碎片。例如，家人没起床的时候，你就可以利用这段空闲时间去做你的工作。

注重有质量的时间——时间不是每一分钟都是一样的，有时需要全神贯注，有时坐在旁边上网就可以了。要记得家人平时为你牺牲很多，度假、周末是你补偿的机会。

时间就是金钱，时间就是效率，所以我们一定要懂得管理时间，做每一项工作都要拥有紧迫的意识，不断地督促自己。

合理安排你的每一天

我们都知道，时间对于每个人来说都是公平的，更是悄无声息的，每天清晨，当你一醒来，你就有满满的24小时，也就是一天的时间，这一天里，无论你干什么，它都不会因为你从事活动的特殊与否而放慢脚步，正因为如此，我们身边的很多人，总是让宝贵的时间从身边溜走。年轻时，他们虚度光阴，以享乐为主，总认为有大把的青春可以挥霍，转眼间，垂垂老矣，剩下的只是遗憾。

事实上，不少人已经认识到时间的重要性，然而，这并不代表他们已经学会管理时间，尤其是对于那些本身就行动迟缓的拖延者而言，他们总是在抱怨"忙死了"，他忙于吃饭、工作、睡觉还要检查邮件、看电视、接孩子……他们甚至感叹：要是每天比别人多出1个小时的时间来就好了，其实，即便如此，他们也有可能无法处理完这些事，因为他们的生活缺乏规划。

的确，时间是最宝贵的资源，合理安排时间就是"预算"生命。你若希望高效地做事，就应该根据自己的工作和生活情况，对时间作出总体安排。

我们暂时先将长期目标搁置，现在来回忆，你每天的时间都是怎么安排的？

不妨以下面四个问题为线索来寻求答案：

第一个问题：在你的待办事项中，有哪些是必须做的？

也就是说，这些是必要的、无法删除的日常活动，比如吃饭、睡觉，虽然你也可以想办法减少花在这些活动上的时间，但你无论如何都不可能完全取消这些活动。另外，除非你非常独立、非常富有，或者是你有特殊的收入来源，否则，你就必须参与社会工作，以此来保证自己的生活所需，比如购买食物、添置衣物、购买住房等生活必需品。这也就是说，吃饭、穿衣、交通以及工作等至少会占用你一定的时间。

第二个问题：你的常规性事务有哪些？

起床、看邮件、读报纸、参加工作例会、保持办公区域整洁、看电视、洗碗、接送孩子……这些工作量的多少完全取决于你在你的组织、家庭和你的社交圈当中的位置。

平时你根本不会花费太多心思考虑这些活动，但它们却占用了你大量时间。事实上，很多人一辈子都在为这些事情而忙个不停。

家庭主妇们也经常会遇到这些情况。她们经常会很努力地做好自己的本分工作，结果却发现自己虽然终日忙忙碌碌，却始终没有相应的成就感。

第三个问题：你的遗留事务都是什么？

事实上，大多数人每天的活动内容都是由自己当前正在处理、但还没有完成的工作决定的：比如你昨天、上个星期或者是上个月开始的某个项目。我们常常并不想做什么事，但却身不由己，比如，我们原本准备在晚上写一些随笔，但却接到电话，不得不参加曾经允诺过的一个朋友聚会。

第四个问题：你遇到的意外事情有哪些？

那些意外的事情通常都会让你感到不快，也会占用你的时间。设想一下，头一天晚上，你事先定好了闹钟，但早上你一睁开眼睛，却发现闹钟没电了，你因此迟到了2个小时才到办公室，而你本来打算提前到15分钟，把昨天没有完成的工作完成。不仅如此，到了办公室之后，你发现琼斯先生已经打来了5个电话，抱怨说他至今没有收到你昨天答应送给他的文件，所以你不得不立即打电话到快递公司问问情况，然后发疯一样地督促他们抓紧时间……

再如，你原本五点半下班，但老板拖到六点才放你走，你的孩子正在幼儿园等你接他回家，你不得不打电话给你的爱人，但此时的他（她）正在加班，于是，你们为谁接孩子的事吵了一架，此时你还不得不往幼儿园赶，谁知道，赶在下班高峰期的你堵在了路上，你的心情无比烦闷……

不难想象，我们每天的生活都是被这些必要的活动，常规任务，遗留工作，以及我们刚刚谈到的意外情况充斥着，对于大多数人来说，他们终日纠缠于这些事务当中，一辈子也不可能找到足够的时间来实现自己的人生目标。要想避免这种情况，你首先需要分辨出那些浪费时间的活动，并通过停止这些活动来为自己挤出更多的时间。要想实现那些对你来说真正重要的人生目标，你只有一种途径：认真规划你每一天的时间。

当然，这份计划也不可过于理想化，因为我们做规划的目的是让生活更有计划性，而不是被时间牵着鼻子走，你整个生活都在被时钟控制，变得毫无生趣。相比之下，如果能够在安排日程的时候为自己留出一些自由时间，你就会感觉自己对生活有了更多的控制权，每天的工作和生活也会感觉更加顺畅。

惰性与拖延是一对孪生兄弟

生活中，每个人都有懒惰的心理，这是人类的天性。只是有些人能克服自己的惰性，并能以勤奋代之，最终取得成功；而有些人则任由懒惰这条又粗又长的枯藤来缠着自己，阻挡着自己的前进。前者就是那些有自控能力的人。从古至今，我们发现，任何一个能做到99%勤奋的人都能最终取得成功。李嘉诚就是最好的例子。

一个人不可能随随便便成功，李嘉诚向每个渴望成功的人展示了这个道理。我们都惊羡于李嘉诚式的成功，但却做不到李嘉诚式的努力与勤奋。那么，你不妨问问自己：你能和李嘉诚一样勤奋吗？你是不是经常为自己的懒惰找借口？如果你的回答是否定的，那么，你就知道症结所在了。

曾经有人说："懒惰是最大的罪恶，上帝永远保佑那些起得最早的人。"懒惰是现代社会中很多人共同的缺点，他们总是为自己的懒惰找借口，而正是因为如此，他们最终也丧失了很多成功的机会。因为人的一生，可以有所作为的时机只有一次，那就是现在。的确，一个人只有坚持"不找借口找方法"的信念，才能对自己的事业有热情，不管遇到什么事，都能以办法代替借口。

也许有人会说，我还年轻，有大把的时间，但你可能没有意识到的是，现在的你很聪明，但如果你不继续学习，就无法使自己适应急剧变化的时代，就会有被淘汰的危险。而学会克服懒惰并能不断学习，一切都会随之而来。只有善于学习、懂得学习的人，才能具备高能力，才能够赢得未来。

那么，我们该如何用勤奋战胜懒惰呢？

（1）紧紧抓住时间骏马的缰绳学习。

只有最充分地利用好当前的时间，才不会有"白首方悔读书迟"的遗憾。伤逝流年，好像是在珍惜时间，其实是在浪费今日之生命。也不要沉浸在对未来美好向往中而放松了眼前的努力。山上风景再好，如不一步一步地努力攀登，是永远不会登上"险峰"而一览"无限风光"的。

（2）学会肯定自己，勇敢地把不足变为勤奋的动力。

学习、劳动时都要全身心投入，争取最满意的结果。无论结果如何，都要看到自己努力的一面。如果改变方法也不能很好地完成，说明或是技术不熟，或是还需完善其中某方面的学习。扎实的学习最终会让你成功。

（3）列出你立即可做的事。

从最简单、用很少的时间就可完成的事开始。

（4）每天从事一件明确的工作，而且不必等待别人的指示就能够主动去完成。

（5）每天至少找出一件对其他人有价值的事情去做，而且不期望获得报酬。

克服懒惰，正如克服任何一种坏毛病一样，是件很困难的事情。但是只要你决心与懒惰"分手"，在实际的生活学习中持之以恒，那么，灿烂的未来就是属于你的！

面对惰性行为，有的人浑浑噩噩，意识不到这是懒惰；有的人寄希望于明日，总是幻想美好的未来；而更多的人虽极想克服这种行为，但往往不知道如何下手，因而得过且过，日复一日。但实际上，只有那些能与惰性作斗争并最终克服惰性的人，才与成功有缘。

参考文献

[1]牧之.心理急救[M].南昌：江西人民出版社，2016.

[2]钟灼辉.做自己最好的医生[M].北京：华夏出版社，2015.

[3]欧平富.心理急救:日常心理问题应对策略[M].北京：中国纺织
出版社，2018.

[4]霍夫曼.认知行为治疗：心理健康问题的应对之道[M].王觅，
余苗，赵晴雪，译.北京：电子工业出版社，2014.